运动损伤与康复

王　坤　编著

天津出版传媒集团

天津科技翻译出版有限公司

图书在版编目(CIP)数据

运动损伤与康复 / 王坤编著. -- 天津 : 天津科技
翻译出版有限公司，2021.10
　ISBN 978-7-5433-4138-8

　Ⅰ.①运… Ⅱ.①王… Ⅲ.①运动性疾病 – 损伤 – 康
复 Ⅳ.①R873

中国版本图书馆 CIP 数据核字(2021)第 157841 号

运动损伤与康复

YUNDONG SUNSHANG YU KANGFU

出　　版：天津科技翻译出版有限公司
出 版 人：刘子媛
地　　址：天津市南开区白堤路 244 号
邮政编码：300192
电　　话：022-87894896
传　　真：022-87895650
网　　址：www.tsttpc.com
印　　刷：北京建宏印刷有限公司
发　　行：全国新华书店
版本记录：710mm×1000mm　　16 开本　　10.75 印张　　160 千字
　　　　　2021 年 10 月第 1 版　　2021 年 10 月第 1 次印刷
定　　价：48.00 元

(如发现印装问题，可与出版社调换)

前　言

随着现代社会的进步以及体育运动的发展,人们参与体育运动和健身活动的热情空前高涨。人们开始追求更高的生活质量,越来越多的人参与到体育运动之中。运动损伤不再只发生在运动员身上,受到运动损伤困扰的人群越来越多,尤其是一些年轻人。我国各类运动损伤的发生率已经接近发达国家水平,这与我国人民生活水平的快速提高有一定的关系。研究数据显示,在美国每年约有3000万儿童和青少年参加各种各样的有组织运动,虽然参与体育活动可以延缓身体各个器官的衰老,同时提高生活的幸福指数,但是人们为了保持身体健康而积极运动也会面临一些不良后果,这常使运动爱好者陷入苦恼。幸运的是,多数的运动损伤不过是些小损伤,不至于让运动生涯终结。

运动损伤学是运动医学的组成部分,主要任务是防治运动损伤,研究损伤的发生原因、病理机制、恢复时间、伤后治疗方法和训练安排。在运动过程中会发生各种损伤,我们发现,这些损伤发生的部位与参加的运动项目和专项技术特点有关,而且不同项目的运动员发生在同一部位的损伤类型也不尽相同。

作者结合自己多年专业运动训练经验,编写了这本简单但全面、实用的手册。本书主要面向无专业运动经验的体育运动和健身爱好者,因此不给读者提供纷繁复杂的选择,也不过多地介绍专业难懂的理论知识。

本书对发生在不同身体部位的运动损伤进行了分类介绍,内容覆盖全身各个主要运动关节的运动损伤。各种运动损伤是按照身体的部位顺序排列的,所以只需开卷就能轻而易举地找到它们。

由于编者水平有限,书中如有错误或不妥之处,恳求读者提出宝贵意见。

编者

2021 年 5 月

目　录

第1章 运动损伤概述

1.1 运动损伤的范畴

运动损伤是指在从事体育运动及其相关活动中所发生的各种损伤。它的发生与运动训练的安排、运动项目、运动技术、运动水平和运动环境条件等因素有关。

运动损伤学是探讨体育运动中损伤的发生发展规律,研究有效地治疗和预防运动损伤的一门临床学科。

运动损伤后的疼痛和功能受限是运动损伤治疗工作中需要解决的首要问题。慢性软组织损伤是运动系统伤病中最常见的,也是运动损伤治疗中的难点问题之一。而严重的意外损伤和多发的运动技术伤病是预防工作的重点。

体育不仅仅是竞技项目,也是健身、益智和娱乐的手段。运动损伤学研究的对象并不只限于运动员,而是包括所有体育运动的参与者。从伤病的发生率来看,不论是绝对人数还是相对比例,业余体育爱好者的运动损伤率都远远高于专业运动员。从运动项目来看,不只限于田径、体操和足球等竞技体育项目,还包括健身、旅游、舞蹈、登山和骑自行车等许多与运动有关的日常活动。因此,运动损伤的研究涵盖了人类各种运动,以及与运动相关的活动所致的损伤及其发生原因和机制、诊断和鉴别、防治和康复;不仅要解除患者的伤病痛苦,而且还要保护其运动功能。

1.2 运动损伤的分类

运动损伤发生后,应当尽早检查,以明确诊断。不仅要判断损伤性质,还要评定损伤程度及其预后。对运动损伤进行分类,有益于分析总结并提出有效的防治措施,从总体上系统地掌握运动损伤的基本情况,对运动损伤的防治具有重要意义。

1.2.1 按损伤的程度分类

根据损伤发生后组织器官的破坏程度,以及对运动能力和全身功能影响的大小,分为轻度、中度和重度损伤。

1. 轻度损伤

日常活动正常,不影响工作,未丧失运动能力,尚能进行运动和训练,仅在运动时感觉不适。解剖结构无明显或只有可逆性微小损害,预后良好。

确认轻伤者,允许按计划进行训练,或应急处理后继续比赛,有时需在保护下进行。

2. 中度损伤

24 小时以上不能工作者,对日常生活活动有一定影响,丧失部分运动能力,不能完成大部分训练内容。解剖结构有明显可逆性损害,预后尚好,但取决于治疗和继续训练的相互关系。

确认中度损伤者,短时间内(2 周以内)暂停或减少伤部专项训练,积极治疗,在保护下开始恢复训练。

3. 重度损伤

妨碍日常生活,丧失运动能力,完全不能训练。解剖结构有较大破坏,其预后取决于损伤结构的特性和良好的完整康复治疗。

确认重度损伤者,通常需完全停训并住院接受专科治疗,较长时间(4 周以上)不能恢复训练或比赛。

在运动实践中由于伤病的复杂性,一般意义上的轻、中度损伤,治疗和训练上会有相应的特殊处理。因此,确定损伤的轻重程度,还应按照专项运动的技术战术特点,由医生、运动员和教练共同确定其是否对训练或比赛有明显的影响。制订评定指标,有利于估计损伤后果和提出预防及训练安排措施。如青少年运动员早期的关节软骨损伤,虽然损伤程度较轻,也不妨碍日常生活,但往往严重影响运动训练,一旦出现,即使是轻度损伤,也应引起重视,减少相应部位的专项运动训练量,并及时治疗。如有胸、腹或颅内的器官损伤,呼吸、循环和意识等重要生理功能发生障碍,均属重伤。

1.2.2　按损伤后的时间分类

1. 急性损伤

也称为新鲜损伤,指损伤初期。

骨折、脱位通常在 2 周以内的损伤都称为急性损伤。软组织损伤则以 3 天以内为急性期,3 天至 2 周为亚急性期(功能恢复期),通常 2 周以后则为慢性期(陈旧性期)。急性期的损伤处理不当或误诊、误治,不仅可使损伤转入慢性期,而且可能因损伤组织结构性改变而影响功能。因此,重视软组织损伤急性期的治疗,在软组织损伤的治疗中非常重要。

2. 慢性损伤

在运动损伤中,慢性损伤较多,常由以下两种情况引起:

(1)急性期处理不当,伤后治疗不及时。伤病未愈,过早进行锻炼。一般急性损伤 2 周后,进入慢性期,又称陈旧性损伤。后者可能成为诱发再次急性损伤的因素。

(2)劳损,系长期细微损伤积累所致。由于训练安排不当,局部训练过度或负荷量过大而逐渐发生。长期反复的细微损伤积累可以引发可察觉的损伤。这类损伤看似较轻,但往往经久不愈,严重影响训练和比赛成绩,若出现急性发作或继发性损伤则可能导致严重后果。如足球运动员中多发的"足球踝",即是一种慢性的损伤性骨关节炎;在篮球、排球等运动中,由于长期反复的细微损伤积累而引发的髌腱末端病和髌腱腱围炎等,也属于这种情况。

1.2.3　按与运动训练技术的关系分类

1. 运动训练技术伤

运动训练技术伤与运动训练技术特点密切相关,多数为过劳伤,少数为急性伤,如因投掷而引起的肱骨螺旋形骨折,空翻等动作使踝过伸后爆发用力导致跟腱断裂等。尤其应该注意的是,有许多运动训练技术伤,虽仅在大运动量训练时才出现疼痛,日常活动并不受影响,属轻伤范畴,但却会严重影响运动训练及运动成绩的提高,甚至影响运动寿命。可见科学训练和医务监督是防治运动损伤十分重要的环节。

2. 非运动训练技术伤

与运动训练技术无明显关系,多为意外伤。对这类损伤应重视预防工作,制订完善的比赛规则和防护措施是防止严重意外损伤的关键。

1.2.4　按损伤皮肤、黏膜的完整性分类

皮肤是覆盖人体表面的组织,在运动中很容易遭受暴力而致其损伤。如果受伤部位的皮肤或黏膜保持完整,深层组织没有裸露,称为闭合性损伤;如果受伤部位皮肤或黏膜破损,甚至伤及深部组织,使之与外界相通,称为开放性损伤,这类损伤容易并发感染。

1.2.5　按损伤性质分类

致伤的原因与运动损伤的病理改变密切相关,故按此分类的方法较为常用。

1. 扭伤

关节的被动活动超越了正常的解剖学范围(可动区域),导致关节周围的肌腱、韧带、关节囊和滑膜受到牵拉而被撕裂甚至断裂,称为扭伤,如足的内翻或外翻造成踝关节的扭伤。扭伤是运动中最常见的损伤。

2. 挫伤

体表受到钝性器械的打击或其他外力直接作用下,使皮下软组织、肌肉、韧带或其他组织受伤,而伤部皮肤往往完整无损或只有轻微损伤,称为挫伤。挫伤的程度根据组织所受的压力、内出血的程度来判断。临床早期表现为伤处肿胀、局部压痛,之后逐渐出现皮肤青紫,皮下瘀血,严重者可导致肌肉组织的损伤和深部血肿。

3. 拉伤

拉伤是指肌肉、筋膜及肌腱附近的组织因受牵拉性外力所致的组织部分撕裂或完全断裂。肌肉拉伤主要发生在肌-腱移行部位或肌腹,表现为程度不等的肌纤维或肌-腱结构的损伤。轻度肌肉拉伤:仅有少量肌纤维断裂,最主要的是肌纤维被过度牵拉引起的反射性的肌痉挛和收缩;中度肌肉拉伤:为部分肌纤维断裂,肌力可能无明显下降;重度肌肉拉伤:指肌肉断裂、肌-腱移行部分离、腱止点撕脱骨折,多有肌肉功能丧失,血肿形成。自然愈合需经过血肿的形成与吸收,也可能由于纤维肉芽细胞的再生而形成瘢痕组织。

4. 骨折与脱位

骨折是指骨的连续性或完整性遭到破坏。根据骨折端是否与外界相通可分成开放性骨折和闭合性骨折两种,后者包括一般骨折和疲劳性骨折。

脱位是指构成关节的骨端对合面的正常解剖结构异常改变,发生移位。通常伴有关节辅助装置(如关节周围的韧带、肌腱)的损伤及关节功能的障碍。根据关节的移位程度可将关节脱位分为全脱位和半脱位。全脱位指关节面完全移位分离,半脱位则为关节面部分移位,通过 X 线检查有助确诊。

5. 浅部软组织损伤

(1)擦伤:跌倒时,皮肤擦过粗糙面可造成擦伤。检查时,可见明显皮肤擦痕及散在的小出血点,受伤面积较大。

(2)裂伤:皮肤受到钝性暴力打击,出现不规则的皮肤裂口,可直达深筋膜浅面,有时亦可合并肌肉组织损伤和出血。

(3)割伤:快速运动的肢体遇到锐利的物体,造成皮肤和皮下软组织或黏膜裂开,伤口边缘较裂伤整齐。腕和手指部割伤常可伤及深部的肌腱、血管和神经,出血较多。

(4)刺伤:这是尖锐的物体刺中身体的某一部位而造成的损伤,如击剑运动护身以外的部位被剑击中。这类伤口多不大,但部位较深,深部的重要器官组织也可能被刺伤。若有异物折断于伤口,则更应引起重视。

1.2.6 按损伤的组织结构分类

人体各部位的组织器官有各自的结构和功能特点,伤后病理改变亦各不相同,需区别对待。人体运动系统除骨骼以外的肌肉、肌腱、韧带、筋膜、滑膜和关节囊等组织,以及周围神经、血管的损伤,称为软组织损伤,在运动损伤中损伤率最高。肌肉、肌腱、韧带、筋膜、滑囊和关节囊急慢性损伤的主要病理改变,表现为结缔组织的损伤性炎症及变性;关节软骨的急性损伤多为切削伤、旋转挤压伤和撞击伤等,而慢性损伤主要为软骨的退行性改变;最常见的运动性骨组织损伤包括疲劳性骨膜炎、疲劳性骨折、撕脱骨折、螺旋骨折和短骨骨折等;运动性神经组织损伤以牵拉、压迫和粘连等原因致伤多见,完全断裂较少见;其他组织器官损伤包括内脏器官损伤、眼挫伤、齿损伤、冻伤和烧伤等。

另外,按部位分类可分为颅脑损伤、头颈部损伤、胸腹部损伤、腰背部损伤和肢体损伤等。

1.3 运动损伤的一般规律

运动损伤主要发生在运动系统,以四肢和腰背为多发部位,并有其独特的发病特点。

1.3.1 轻度运动损伤多

轻度运动损伤是指伤后能按原计划进行训练的损伤,运动损伤发生率较高。由于这类轻度运动损伤多属于运动技术伤,虽损伤程度较轻,也不妨碍日常生活,但往往严重影响运动训练和运动成绩的提高。一旦出现,即使是轻度损伤,也应引起高度重视,减少相应部位的专项运动训练量,并及时治疗。

轻度伤的治愈标准不能满足于症状的消除,而应努力使之恢复到伤前的运动水平。

1.3.2 软组织损伤多

运动损伤以软组织损伤多见。软组织损伤以肌肉、筋膜、肌腱、腱鞘、韧带和关节囊损伤最多,其次是关节软骨、半月板、腕三角软骨盘和肩袖等损伤。运动损伤流行病学调查显示,患病率前 5 位的运动损伤为腰背肌肉筋膜炎(14.48%)、踝关节腓侧副韧带损伤(4.49%)、膝关节半月板损伤(4.20%)、肩袖损伤(4.07%)和髌尖末端病(3.57%)。

1.3.3 慢性损伤多

在运动损伤中,慢性损伤较多,而且与运动项目的特点有着密切关系。慢性损伤是指局部过度负荷、多次细微损伤积累而成的损伤,或由于急性损伤处理不当转化而来。训练安排不当,局部训练过度或负荷量过大;急性损伤伤后治疗不及时,伤病未彻底治愈而过早参加训练比赛,多次损伤积累都会形成慢性损伤,如胫骨疲劳性骨折、胫骨疲劳性骨膜炎、腕舟骨胫骨疲劳性骨折、髌骨劳损、足球踝和慢性腱鞘炎等。

任玉衡等在 2000 年报道了 6810 名运动员的运动损伤流行病学调查,结果表明,慢性损伤占 78.90%,急性损伤占 21.10%。

1.3.4 复合损伤多

坚持长年训练的专业运动员往往有多处复合损伤;初涉运动或缺乏科学指导盲目自练的人,尤其是青少年,也会此伤未愈,彼伤又起,导致复合损伤较多。

1.3.5 复发率高

损伤的复发是体育运动训练中的一个十分重要的问题。尤其是慢性损伤与运动训练方法及技术动作的密切联系,是运动损伤复发率高的主要原因。严重的损伤多次发生,复发损伤程度的加重及复发的频率加快很常见。这些主要是由于伤者在功能恢复期间对损伤不重视治疗或进行了不恰当的治疗引起的。另外,从受伤到恢复前,如果伤者带伤坚持训练,不仅损伤得不到彻底治疗,还必然引起复发。忍受疼痛这种不屈不挠的斗志值得夸奖,但认为这才是勇士的行为则是非常错误的,这样的想法不仅对运动员,甚至对教练员来说也是有害的。

受伤的运动员在重返运动场之前,要考虑多种因素,包括受伤的种类、从事的体育项目、潜在的危险性、年龄及运动员的性格等。如果伤者过早地返回运动场,伤病复发的危险性及引起身体其他部位发生损伤的危险性非常高。虽然有些运动员对疼痛的忍耐度较高,能忍痛参加训练或比赛,但疼痛会破坏已经建立的正确技术动作和(或)形成错误的技术定型,将对其运动成绩的提高极为不利,同时埋下再次受伤或新损伤的隐患。伤病是否已经恢复,不能单纯凭主观意志来决定,而是要用客观的评价标准来判定。

1.4 急症护理——RICE 原则

急性损伤应用 RICE 原则立刻进行治疗,即 Rest(休息)、Ice(冰敷)、Compression(加压包扎)和 Elevation(抬高患肢)。

Rest(休息),指应停止一切活动以避免更进一步的损伤和出血。休息时,伤者可以在不发生更进一步损伤的前提下,先将受伤部位归位到起始状态。在此期间,伤者受伤部位不可以承重,通常要求伤者坐着或躺着。受伤部位在 48 小时以内不允许抵抗外力,以降低瘢痕组织的增生。

Ice(冰敷),指应用布包好冰块敷在受伤部位(而不是让冰块直接与皮肤接触)来减缓和冷却流向受伤部位的血液,以减轻炎症。实践表明,冰块同样有缓解疼痛的作用,可以减轻伤痛带来的肌肉痉挛和肌肉紧张。损伤发生后,应尽快对伤口进行冰敷处理,直到受伤部位感觉麻木。在冰敷结束后,受伤部位的皮肤颜色应比较苍白,如果该区域皮肤颜色变红,说明冰敷时间过长。受伤后,我们希望阻止血液流向受伤部位,但冰敷时间太久就会适得其反,使流向受伤部位的血液增多,这极有可能引发更严重的炎症。比如腕关节只需要冰敷 5 分钟,而大腿则需要 20 分钟。移开冰块后,应等待受伤处温度回到正常体温后,再开始第二次冰敷。在伤者受伤之后的 1 周内,都可以进行上述冰敷处理。

Compression(加压包扎),指在损伤发生后,应尽快对受伤部位进行加压包扎,压迫血管止血,尽量减少患部出血。包扎时,应将一块硬物垫在绷带下,压住伤口。不可以对肢体的周围都进行压迫,那样会阻塞血液流入肢体。加压包扎可以保持几天的时间。

Elevation(抬高患肢),指将伤者患部抬高至躯干高度以上。这样会避免血液过多地流向患部,造成进一步的肿胀,同时可促进受伤部位的血液向心方向流动。任何受伤的肢体都应将其支撑起来抬高。患肢抬高的时间应尽可能地延长,直到肿胀消除。

第 2 章 运动损伤的康复

2.1 运动损伤康复训练的目的

2.1.1 康复训练的目标

康复训练的目标是恢复到运动员受伤前的状态,早日恢复到可以参加训练和比赛。运动员的伤后康复训练较一般人更具有特殊的意义和要求。因此,应消除和尽早尽量减轻损伤的功能障碍,弥补和重建功能缺失,设法改善和提高运动员诸方面的功能。康复训练的目的如下:

(1)保持运动员已经获得的良好训练状态,促进损伤康复使运动员能立即投入正规训练。

(2)防止因伤停止训练而引起的"停训综合征"。

(3)维护运动系统功能,防止肌肉萎缩及挛缩。

(4)消除重复受伤的动作,预防再损伤。

(5)改善组织代谢,促进关节软骨和肌腱的修复和再生。

(6)尽快恢复肢体功能,实现从临床康复到功能康复。

2.1.2 康复训练的作用

通过康复训练不仅可以促进伤者损伤部位渗出液的吸收,而且还可以保护机体神经及肌肉的紧张度,以及在训练当中已经建立起来的条件反射,及各个器官与系统的反射性联系。训练活动能使深筋膜腔中的血流及淋巴液的回流加速,还能保持肌肉紧张度与力量。康复训练能加强关节稳定性,改善伤部组织的代谢与营养,促进功能及形态结构的统一。另外,某些体重限制类项目,如体操、舞蹈人员应利用体育锻炼防止体重增加,以减少影响恢复训练的时间。

2.2　运动损伤康复训练的基本原则

2.2.1　特殊适应原则

运动功能的恢复要快,尽量缩短中断训练的时间,以减轻体力及技术水平的减退,而且要达到高水平的恢复。在一般功能恢复的基础上要按照专项运动的特殊需要,对某些运动素质、某些肌肉功能及肢体柔韧性进行重点训练,为恢复专项训练做好准备,这就是康复训练的特殊适应原则,简称"SAID 原则"。

2.2.2　不能停止训练的原则

尽量不停止全身和局部的活动,伤部肌肉的训练越早开始越好的康复基本原则,对保障运动员早日恢复训练非常重要。当身体的某一部分受伤后,其他部分只要与伤处无关,就不应当停止活动。运动员因伤被迫卧床时,利用强力的与阻力的练习是非常必要的,并且应尽早开始。例如,上肢受伤,下肢仍应保持训练状态,以保持过去所获得的肌肉及心脏血管系统等的条件反射、动力定型及训练程度。

2.2.3　尽早恢复肌肉功能,适宜大运动量原则

运动的康复首先取决于肌肉的功能恢复,它包括力量、耐力及柔韧性。适宜大运动量训练,即让肌肉做最大强度的收缩训练。肌肉训练一方面可以促进自身损伤的加速修复,同时通过关节的肌肉力量增加,可以保护关节的稳定性,并恢复本体感觉。

2.2.4　由简至繁的训练安排,循序渐进原则

如膝关节内侧副韧带撕裂伤的足球运动员,可先做无球训练,逐渐由直线慢跑、直线快跑、变速跑逐渐过渡至弯道跑、变向跑和急停转向等。开始有球训练时,可先开始颠球练习,逐渐过渡到正脚背踢球、外脚背踢球和内脚背踢球等。

2.2.5 协调性的训练内容安排,全面训练原则

有的运动员往往只注重上肢运动,而不注重下肢的运动,忽略了上下肢协调性的训练。实际上,上肢的运动是连带着下肢一起运动的,所以重要的是要恢复上下肢的协调性。

2.2.6 科学锻炼,安全性原则

为了弥补医生、教练员对运动员伤后认知的不足,最好采用"三结合方法"来安排运动员的伤后训练计划。即医生根据伤者的伤情,提出某一外伤的受伤机制及该部位的解剖弱点,指出应避免或减少哪些动作的练习及加强哪些肌肉的练习;之后,教练员提出全面及伤部训练计划,交运动员试用;运动员试用时,应在训练日记中详细记录运动时伤部的反应。如做某些动作时痛,做另一些动作时不痛,病情加重或减轻等。然后再经医生、教练员、运动员共同研究并修改训练计划,作为最后的训练方案。在执行计划的过程中,医生还应定期检查伤者伤部变化,并亲临运动场观察运动员在训练中伤部的功能表现,必要时,再将计划进一步修改。只有这样,才能真正达到正确安排训练的要求。此法已被国际上多数体育强国所采用。不仅有利于运动员伤病的恢复,成绩提高,而且大大促进了运动损伤学科的发展。

2.3 医疗康复训练的常用方法

2.3.1 运动疗法

这是利用运动锻炼,通过促进功能恢复或功能代偿的途径来促进机体损伤康复的方法。运动疗法中的肢体运动,可按肌肉的作用程度分为主动运动、被动运动和助力运动。

2.3.1.1 主动运动

由肌肉主动收缩完成,是运动疗法的主要方式。克服外加阻力进行的主动运动又称抗阻运动。主动运动的种类分为静力练习和动力练习。

1. 静力练习

即等长练习,是利用肌肉的等长收缩进行肌力练习的方法,不会引起关节活

动。其优点是操作简便,可在肢体被固定,关节活动度明显受限制或存在关节损伤时进行,以预防肌肉萎缩和促进肌力恢复。在早期创伤康复中,静力练习被广泛应用。其缺点是主要增强静态肌力,有显著的角度特异性,角度不同参与用力的肌肉也不同。故要注意调节关节屈曲度,并根据力学原则增减使用负荷的大小。

2. 动力练习

(1)等张练习:又称动力性练习是利用肌肉的等张收缩进行的抗阻练习。典型的方法是直接或通过滑轮举起重物的练习,如举哑铃、沙袋或拉力器练习。其特点是所用重物产生的运动负荷不变,肌肉产生的最大张力不变。其中,大负荷少量重复练习,有利于发展力量,中等负荷多次重复练习,有利于发展肌肉的耐力。

(2)渐进抗阻运动:是 Delorme 在 1945 年首先提出,其方法是先测定肌肉做 10 次最大负荷的运动,即 10RM 值,然后用 1/2RM、3/4RM 及 RM 全量各做 10 次为一组,共做 3 组,各组之间休息 1 分钟,每天 1 次。训练 1 周后,再测定并修改运动量。

(3)向心练习与离心练习:向心练习指等张收缩时,肌肉主动缩短使肌肉的两端相互靠近的练习。离心练习指由于阻力大于肌力,肌肉在收缩中被动拉长,使两端相互分离的练习。向心运动与离心运动同为日常活动所必需。

(4)短促最大收缩练习:是 Rose 在 1957 年提出的一种等长收缩与等张收缩相互配合应用的肌力练习方法,用于股四头肌肌力的练习。方法是在等张抗阻伸膝后维持等长伸膝 5 秒,重复 5 次,其阻力逐步增加。此法在临床上已广泛应用(图 2.1)。

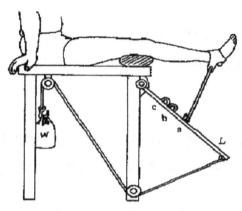

图 2.1　股四头肌 BME 练习器。

（5）等速练习：20 世纪 60 年代后期由 James Perrine 提出，是指应用专门的设备，以恒定的速度进行锻炼，这样可以使训练肌肉保持最高张力状态，从而使肌肉力量获得最大的锻炼，但由于最大主动收缩可能对伤口产生影响，最好在手术后功能恢复的末期应用。此方法具有等长收缩与等张收缩的某些特点和优点，是一种特殊的肌肉收缩形式。其特点是：

（a）肌肉可大幅度的收缩，产生大幅度的运动；

（b）关节运动的角速度恒定，称为等速；

（c）由仪器提供的阻力为可变性顺应性阻力，最常用仪器是 Cybex；

（d）主动肌与拮抗肌同时训练。目前，常用的等速仪器有 Cybex、Biodex 和 Kin-Com 等。

等速练习主要用于肌肉功能评估、功能康复训练和肌肉关节损伤的辅助诊断及科研工作。

2.3.1.2 被动运动

指运动由外力进行，肌肉不做主动收缩。常用于牵引挛缩的肌肉、肌腱及韧带组织，保持或恢复关节活动度或放松痉挛肌肉。用专用器械在一定范围内做持续的被动运动，以改善关节、周围组织的血液淋巴循环和组织营养的方法，称为连续被动运动。连续被动运动是一项较新的关节功能康复技术。20 世纪 70 年代初，由 Salter 等提出，20 世纪 80 年代初用于膝关节人工关节术后，以后应用逐渐推广。它利用专用器械使关节进行持续较长时间的缓慢的被动运动。主要用于防治制动引起的关节挛缩，促进关节软骨、韧带和肌腱的修复，改善局部血液淋巴循环，促进肿胀、疼痛等症状的消除，最终的目的是配合肌肉功能锻炼等其他康复治疗，促进肢体功能的恢复。

2.3.1.3 助力运动

这是在肌肉主动收缩的基础上施加被动助力，适用于肌力在三级以下时或病体虚弱时完成肢体运动，以保持或改善肌力及关节活动度。

2.3.1.4 传递神经冲动

用于瘫痪患者和周围神经损伤者的早期。此外，还有器械运动、平衡运动、协调运动和矫正运动等。

2.3.2 物理疗法

这是利用自然界或人工制造的各种物理因素的作用，达到治疗和预防疾病目的的一门科学,是康复医学的重要手段之一。其在运动损伤的康复中应用很广,常用的有以下几种疗法。

1. 冷疗

局部降温可即刻使血管收缩,毛细血管通透性降低,降低局部代谢,阻止组织内部出血、水肿及炎症,并麻醉止痛。故发生轻度软组织损伤时常临场使用,借以继续完成比赛。

2. 温热疗法

温热疗法使局部温度升高、代谢活跃、血液循环增加、促进炎症消除及组织愈合,并能提高感觉神经兴奋阈值、解痉止痛。广泛用于多种运动损伤。急性损伤需在 24~48 小时后使用,以免增加出血加剧损伤反应。常用方法有红外线或白炽灯照射、热敷和蜡疗等。纤维组织挛缩粘连引起关节活动度受限时,在牵引治疗的同时进行温热疗法,可增强纤维组织的可塑性,显著地提高纤维组织的牵伸效果。

3. 低频脉冲电疗及中频电疗

低频脉冲电疗中的感应电疗法、断续直流电疗法和中频电疗中的干扰电疗法都能引起骨筋肌兴奋,常用于防治失用性肌萎缩及周围神经损伤引起的肌萎缩。肌肉随意收缩能力越弱, 电刺激的治疗价值越大。经皮神经刺激疗法(TENS)用低频脉冲电流兴奋周围神经中的粗纤维,可阻断痛觉的传入,对缓解各种疼痛有较好作用。

4. 高频电疗

在运动损伤的治疗中,常用短波疗法及超短波电疗的热效应及非热效应来消炎止痛,促进组织愈合。急性损伤时,宜在伤后 24~48 小时开始,以免增加出血倾向。

5. 超声波疗法

可利用超声的机械、温热及化学作用以助消肿、消炎及促进愈合,并可使瘢痕软化,加强其吸收及松解。故而,超声波疗法可广泛用于治疗软组织损伤及纤维组织粘连挛缩。

6. 肌电图(EMG)生物反馈技术

EMG 生物反馈技术是把肌肉产生的多种电信号转换成视觉和(或)听觉信号。治疗师设定一个让患者经过努力可以达到的目标。一旦患者产生超过目标水平的很强的肌肉收缩,视觉和(或)听觉信号即刻产生。然后,就可以通过提高设定目标来引发更强的肌肉收缩。当肌肉收缩已经达到预先设定的目标时,它给患者以视觉和(或)听觉的反馈。当达到肌肉收缩的目标时,要及时地对患者进行鼓励,让患者积极主动地参与。患者配合练习越积极,参与收缩的肌肉越多,其治疗效果越好。

7. 神经肌肉电刺激(EMS)

目前认为,高强度的电刺激配合积极的肌力训练可以较好地促进股四头肌力量恢复,改善功能活动。神经肌肉电刺激训练的优点有:①训练部位准确,针对性较强,能有效地强化特定部位的训练。②肌肉收缩的强度和时间可人为控制,一日可进行多次练习。③可避免大运动量训练与疲劳所产生的不良反应,如升压反应及闭气所造成的心血管额外负荷等。

2.3.3　中医疗法

运用中医学理论,根据损伤三期辨证论治,依据"动静结合,筋骨并重,内外兼治,医患合作"的原则,采用中药、针灸、火罐和按摩等方法,广泛应用于运动损伤康复训练中。

1. 中药

自古以来中药就是防治疾病的主要手段。内服药,如云南白药、跌打丸、七厘散和三七片等,都有活血散瘀、消肿止痛的作用,用于损伤的早期和中期病症。除内服药外,还可利用木香、独活、五加皮、土鳖、红花、延胡索等具有理气、祛风湿、活血、止痛等作用的中药制成外敷药、外用药酒或熏洗药,对一些急性损伤的中后期、慢性劳损等的康复治疗有很好的疗效。

2. 针灸

针灸是以经络学说为理论依据,经络腧穴为施治单位,以针灸刺激为治疗手段的一种方法。配合断续直流电针及韩氏针灸仪做腧穴刺激,适用于失用性肌肉萎缩、肌无力和神经损伤后等的康复治疗。

3. 拔罐

以罐为工具,利用燃烧排除罐内空气产生负压的原理,使罐吸附在拔罐的部位而产生刺激,局部皮肤充血、瘀血,从而达到防治疾病的目的。此方法简便易行,对陈旧性损伤、慢性劳损和风湿痹痛都有较好的康复疗效。

4. 按摩

按摩又称"推拿",是运用各种不同的手法作用于机体,以提高身体功能,消除疲劳和治疗疾病的一种手法。在运动损伤中,对肌肉、肌腱、韧带的部分断裂运用理筋手法,可使损伤的纤维保持接触及愈合。运用适当手法,可以分离肌腱与腱鞘,肌肉与筋膜的粘连,消除疼痛。伤后或手术后关节粘连僵硬,可进行适当的被动运动,逐渐松解粘连,有助于关节功能恢复。对伤后局部组织变性者通过按摩,改善局部营养,促进新陈代谢,使变性的组织得以恢复。

2.4　运动损伤康复训练的基本程序

运动损伤发生后,局部会引起疼痛、肿胀等炎症反应的症状,为防止这些症状的加重而采取应急措施,这种应急措施称为"RICE 原则"(Rest, Icing, Compression, elevation 原则),其已在第 1 章中介绍。局部休息、冰敷、加压包扎及抬高患肢的急救处理。一般损伤的康复训练应从"RICE"常规开始,而严重损伤、骨折和脱位等损伤,应在骨科处理的中后期时开始康复训练。

损伤后急性期或手术后愈合期,应积极控制炎症和疼痛,在必要的局部休息或制动的同时,尽量保持全身性保健运动,进行伤肢受累关节大幅度运动及肌肉的动力或静力性收缩练习。

损伤期愈合后,依次进行恢复关节活动及肢体柔韧性、增强肌力及肌肉耐力的练习。这些练习常重叠进行,在不同阶段有不同的侧重。进行恢复心血管和代谢功能的耐力性练习。

按 SAID(specific adaptation to imposed demands)原则进行专项运动需要的运动素质训练,进行运动协调性训练,以及专项技术训练,逐步过渡到正规训练。经过康复评估合格的,才能正式恢复训练及比赛。功能恢复按照柔韧性、肌肉力量、速度、协调能力、全身耐力的顺序逐步进行,在最短的时间内完成功能恢复。

开始功能恢复训练的同时,如果关节的可动区域和肌肉力量能得到恢复,就必须逐渐进入针对性的肌肉力量及活动能力的训练中。恢复基本的关节可动区域及肌肉力量后,就可以适当地参加一些练习,还可以适当地参加一些队里的训练及比赛。持续进行一段时间的恢复性训练。

2.5　运动功能康复训练的方法

运动功能恢复把疼痛作为重要的指标,按照柔韧性、肌肉力量、速度、协调能力、全身耐力的顺序逐步进行,在最短的时间内完成功能恢复。第一步为紧急处置,第二步是恢复关节的活动范围,第三步是力量的恢复。

2.5.1　改善关节活动度及肢体柔韧性

恢复关节活动度的方法主要是进行关节活动练习(ROM),结合热疗与按摩进行。

恢复关节的可动区域有各种各样的方法,主要以伸展体操和本体感觉神经肌肉促通技术(简称"PNF")为中心,PNF 于 20 世纪 40 年代由 Herman Kabat 创立,即给肌腱一定的刺激以提高肌肉及关节的可动区域的技术方法,同伸展体操一起来使用。目前已广泛地应用于脊髓损伤、偏瘫、关节炎及骨科术后的治疗等。恢复了原来正常的活动能力,下一步则是恢复肌肉力量。除恢复各关节活动度外,还要求恢复各肌肉包括多关节肌肉的伸展度,以恢复整个肢体的柔韧性。为此需做相邻关节的联合运动,以牵伸多关节肌肉,这种练习通常在运动场上作为准备活动的一部分,在教练员指导下进行,也可在治疗室内进行。

根据损伤的病理、病程及功能情况合理安排损伤后的运动训练是运动损伤治疗中特别重要的一环。要保持一定的运动训练以防止肌肉萎缩,防止运动技术定型消退,以及心、肺、代谢功能的运动适应水平下降,又不致重复出现致伤动作,使伤情加重或拖延成慢性损伤。为此,运动员、教练员与医生的密切配合往往是损伤治疗成功的关键。

从方法学看,能使挛缩粘连组织受到反复的或持久的中等强度牵拉的主动锻炼或被动牵拉的方法,是矫治关节功能障碍的有效手段。

2.5.2　肌肉功能的恢复性训练

肌肉功能恢复不全,不仅影响运动能力,而且损害关节稳定,是引起关节重复损伤及发生损伤性关节炎,使运动员最终停止运动的重要因素。因此,防止肌肉萎缩及消除疲劳十分重要。

预防肌肉萎缩的主要措施是在不影响损伤愈合的前提下尽可能不停止肌

肉活动。在进行关节的可动区域恢复的后期,就应开始肌力的训练。不同于一般医院的功能恢复训练,运动损伤的肌力恢复尤其重视肌肉绝对力量和爆发力的恢复。肌肉耐力的恢复是把最大肌肉力量作为目标,如果最大肌肉力量能够得到恢复,肌肉耐力的恢复也就非常容易了。最大肌肉力量的恢复表现为力量的增大及肌肉的增粗,故应首先重视高收缩强度的练习。应注意在实施过程中根据原来肌力水平选择运动方式。在训练中既要注意观察四肢的力量(重量、负荷),又要测定患部周围的直径,以此来判断其恢复程度。

肌力练习不应引起明显疼痛。疼痛应视为伤区受到不良刺激,使愈合受妨碍的信号。经验证明,引起疼痛的肌力练习极难收效。应该选择不引起疼痛的肌肉练习方式,如等长练习、多点等长练习和短弧等速练习等。另一方面,应积极进行相应的治疗以求尽快消炎止痛。

在进行主动活动时,抗阻练习可以增加肌力、关节的活动范围及柔韧性,也可以增进关节感,这些都对再训练时预防损伤有益。各种方法中,渐进抗阻运动对增进肌力和耐力的效果较好。

2.5.3　恢复运动协调与专项运动技术的针对性训练

伤后中止训练会使运动技术定型消退,熟练的动作变得生疏。疼痛及肌力软弱使运动技术定型改变,动作变样,也是引起再次损伤的重要原因。在恢复正规训练及比赛前,须做恢复运动协调及正确运动技术定型的训练。这种训练实际上是一个运动技术的再学习过程,有时可需数月。在教练员指导下其可在运动场上进行。开始功能恢复训练的同时,如果关节的可动区域和肌肉力量能得到恢复,就必须逐渐进入针对性的肌肉力量及活动能力的训练中去。恢复了基本的关节可动区域及肌肉力量,就可以适当地参加一些练习,还可以适当地参加一些队里的训练及比赛。如果有上、下肢的损伤,经过这样的训练都能得到恢复。

2.5.4　耐力的恢复

耐力的恢复包括肌肉耐力和全身耐力两方面。有氧训练为其最主要的方式,应根据项目特点,尽量选择受伤运动员所能承受的训练。

2.5.5　康复训练中的辅助手段

为使伤后或手术后运动员早日恢复训练,在康复训练中需要采取的其他手段是多方面的,可采用理疗、按摩、牵引、医疗体育,以及利用粘膏支持带、矫正架和矫正垫等,以促进伤病的康复进程。同时,对因进行康复训练而出现的疼痛、肿胀等反应起到防治作用。其中,粘膏支持带的使用非常重要,它是防止再伤、保证运动员早期活动的重要方法;训练前后的冷、热疗法也是经常采用的;也可以采用直流电刺激肌肉,使肌肉在制动期间定时收缩。

损伤的发展与疼痛的加重是成正比关系的。感觉疼痛时就要立即进行冷敷。疼痛感会有一个高峰期到来,高峰期过后疼痛会逐渐减轻,此时正是恢复(治疗)过程的开始。

一般的伤病最长经过 3~4 天以后疼痛都会减轻,此时不应再进行冷敷。在恢复过程中保持血流通畅是最为关键的,因此,疼痛减轻之后应该转入热敷,即开始进入功能恢复期。

2.5.6　运动功能康复训练的要点

以上所介绍的功能恢复步骤也是整个功能恢复过程的一个环节。为此,首先必须对患部进行热敷后,才能开始功能恢复训练。最后,为了防止过热,还要进行冷敷使患部温度降下来。在整个功能恢复过程中,必须坚持按照"热敷–功能恢复训练–冷敷"这一操作模式来进行。

功能恢复训练的要点主要归纳为以下几点:①不要忘记紧急处置;②全力恢复 ROM 和肌肉力量;③稍有疼痛就立即停止;④无疼痛及时恢复;⑤开始时要热敷,结束时要冷敷。

第3章 运动损伤的预防

运动损伤会降低运动员的健康水平,削弱运动员的竞争力,而且使他们易患慢性肌肉骨骼疾病。运动损伤的两个最好的预测指标是伤病史(比如曾经扭伤踝关节会增加未来的踝关节扭伤的可能性)和连续训练的天数(连续训练天数越多,损伤发生率就越高)。许多运动损伤,不管是急性损伤(突然发生或者由突然创伤引起)还是慢性损伤(持续时间长或反复出现),都是可以预防的。方法是在参与体育运动前经过适当的训练,以及在初次受伤之后采取适当的护理措施。

损伤预防在运动员走上运动场之前就应该开始了。预防措施之一就是严格遵守全面的体能训练计划,包括完整的热身运动和放松运动、拉伸运动、有氧训练和针对特定体育运动的力量训练。这是训练平衡、灵活肌肉的方法。对许多体育运动而言,也必须提供适当和合适的体育器材或设备。最后,适当的饮食对预防体育损伤可起到关键的作用。正确的饮食使运动员不易受伤,而且消炎饮食可以将损伤的影响和持续时间最小化。

3.1 创建平衡的计划

为体育运动提供适当的体能训练可以提升参与者的乐趣、技术发挥、安全性和运动表现。它可以降低受伤的风险,让运动员发挥其最大的潜力。与人们普遍持有的观念相反,获得适当的体能并不一定需要广泛的训练。相反,所需的是有针对性的训练计划,即计划应与运动员希望参与的活动水平和类型相符合。

运动员的体能训练计划应该解决几个方面的问题,包括每次训练课要有适当的热身运动和放松运动,以及力量和耐力训练之间的平衡。虽然存在各种各样的理念,但是体能训练应该考虑两个重要的训练原则:负荷循序渐进和周期性安排。负荷循序渐进确保最初的计划在强度和训练量上是可以接受的,而且在整个计划过程中适当地调整这些可变因素,直到达到预定目标。可以根据循序渐进的原则调整训练的几个可变因素的强度,以降低过度使用导致损伤的风险。负荷循序渐进的一个重要搭档是周期性安排,也就是随着时间的推移而有计划地改变训练计划。研究表明,这种周期性安排对优化和安全地进行身体训练至关重要。

3.1.1　热身运动和放松运动

在进行练习之前做热身运动可以增加血流量、预热肌肉、提升表现水平和防止身体发生迅速变化。如果运动员一开始就全速进行体育运动,就可能发生这种身体急剧变化的情况。对于任何体育运动或活动,热身运动都应该遵循第1章所描述的运动准备计划。至少,一次热身运动应该包括 5~10 分钟的慢跑来提高体温,其次是 10~15 分钟与体育运动有关的练习。

许多专家也提倡 10~15 分钟的拉伸运动,以减轻活动前肌肉僵硬。建议在热身运动中加入拉伸运动的专家认为,肌肉僵硬与肌肉损伤有直接关系,而且拉伸运动应该作为任何热身运动的一部分。如果将拉伸运动作为热身运动的一部分,它应该侧重于可减少肌肉僵硬的动态拉伸。动态拉伸的一个方法就是有控制地摆动腿和手臂或者扭动躯干 8~12 次。不要混淆动态拉伸与弹性拉伸,后者涉及强迫身体的某部分超出其自然活动范围,但是动态拉伸中没有这种动作。

在训练或比赛之后,放松运动有助于从肌肉中排出新陈代谢的废物产品(如乳酸),减少潜在的肌肉酸痛,以及减少静脉血潴留在四肢引起的头晕或昏厥。放松运动应该包括 5~10 分钟的慢跑或步行,然后是 5~10 分钟的静态拉伸。静态拉伸有助于放松肌肉和提升它们的活动范围。一般来说,静态拉伸要对目标肌肉施加张力并持续 30~60 秒。因为静态拉伸能够缓慢舒展肌肉回到原位,因此与动态拉伸或弹性拉伸相比,它导致肌肉酸痛、结缔组织损伤的概率大大降低。请牢记静态拉伸作为放松运动是最好的;但是对活动前的热身准备而言,它远远不如动态拉伸。

3.1.2　柔韧性训练

所有的运动员都需要一定程度的柔韧性,而柔韧性是通过拉伸运动获得的。拉伸运动应该覆盖所有主要肌肉群,不管运动员所进行的体育运动在多大程度上用到它们。在一些教练的心中,拉伸运动已经占有重要地位,因此许多教练提倡将它作为体育运动的固定流程。一些教练坚持要求运动员在任何训练或比赛之前和初步热身之后必须做拉伸运动。20世纪80年代和90年代初的许多研究都支持这一观点。最近,其他研究表明,训练前的拉伸运动不仅不能防止损伤,实际上还可能会降低运动员表现水平。这一理论的支持者认为,训练后的拉伸运动提供了更大的益处,而在训练前进行轻度的热身活动,如慢跑,已经不足以减少肌肉僵硬。

为什么旧研究与新研究的结果不一致?部分原因可能是今天的运动员遭受的许多损伤是拉伸运动不能够预防的环境因素引起的。例如,增加距离、阻力或强度太快,使用体育设备的方式不当,糟糕的用力方式所导致的损伤都是无法通过拉伸运动预防的。为了确定拉伸运动的确切好处和什么时候做拉伸运动能够获得最大好处,还需要做更多的调查研究。

尽管关于拉伸运动对防止运动损伤的有效性的争论一直存在,但是在训练后做拉伸运动是增加柔韧性的有效办法,这点是已经达成共识的。因为导致运动的肌肉(主动肌)的收缩力量只能和拮抗肌(作用力与主动肌相反的肌肉)的放松力量一样大,因此增加拮抗肌的柔韧性能够增加主动肌的力量、爆发力和速度,这点是有道理的。例如,负责弯曲某个关节的主动肌受到负责伸展同一块肌肉的拮抗肌的制约,因此改善伸肌的柔韧性能够提高屈肌的性能。此外,拉伸运动对维持关节的健康起到重要作用,因为它增加了关节组织的温度、血液供应和关节润滑液。

一些专家提倡将拉伸运动作为训练计划的固定部分,并与任何其他部分分离开来。要想在尽可能短的时间内获得最大的柔韧性,易化牵伸术(PNF)可能是最合适的。在PNF中,运动员做出拉伸姿势,并让搭档帮助他保持肢体的姿势。然后该运动员对抗搭档施加的阻力,收缩肌肉6~10秒。接着搭档进一步拉伸该运动员的肢体,让他再次收缩肌肉6~10秒。这样重复做拉伸运动3~4次。根据观察,PNF是有效的,因为主动肌在收缩之后的松弛程度增加了。然而,与其他方法相比,在拮抗肌收缩的过程中做拉伸运动会增加过度拉伸的风险。过度拉伸导致的细微肌肉撕裂最终会导致瘢痕的形成和肌肉弹性的降低。如果要做易化牵伸术,必须在可靠的、知道这项技术潜在危险的搭档帮助下进行。

3.1.3 耐力训练

一般情况下,有氧耐力训练应该每周进行 3~5 次,强度为最大心率的 60%~85%(要想得到最大心率的近似值,可以用 220 减去运动员的年龄)。耐力训练的时长通常应该为 20~60 分钟。有几种不同的耐力训练方法。耐力训练一般分为长时间稳定训练和间歇训练。长距离训练适用于所有体育运动的准备阶段。其特征是时间长,强度低于比赛。持续时间通常是 30 分钟至 2 小时,强度低于最大心率的 80%。虽然这种类型的训练能够提升耐力,但是它通常不是针对特定体育运动的。此外,因为它的训练强度低于最大强度,过于依赖它可能会影响比赛时的速度。

因此,人们普遍达成共识的做法是长时间稳定训练和间歇训练交替进行,其中包括适当的休息。间歇训练要求先做 3~5 分钟的爆发性练习,然后恢复一段时间,接着回到高强度练习。间歇训练可以量身定做,以改善耐力或速度。要想提高耐力,应该在高强度训练后短暂休息。要想提升速度,应该在短暂的、极高强度的训练之间休息更长的时间。因为这种类型训练要求非常苛刻,所以训练时长要控制在 30~45 分钟。这种类型训练的一个额外好处是可以针对特定的体育运动。例如,在训练过程中,足球运动员可以时不时冲刺,同时带球沿着球场长距离跑动,并以射门完成训练。而网球运动员可以沿着网球场的底线侧步移动,然后沿着球场冲刺,并以模拟的正手击球完成训练。

3.1.4 力量训练

刚开始接触力量训练时,应该有人在一旁监督运动员,确保他们按照完整的固定流程进行,而且使用正确的技术。在力量训练期间很容易受伤。所以正确使用技术是非常重要的。

大多数运动员应该在抗阻训练和耐力训练之间找到平衡点。很多运动损伤都是因为肌肉的力量不能满足运动的需求而导致的,如患有持久性髋关节损伤的跑步运动员,随着时间的推移倾向于采用帮助他适应疼痛的跑步风格。在这种跑步风格中,该运动员偏向于更多地使用另一侧臀部,导致不能高效利用髂腰肌,而且跑步姿势不是直立的,而是有点弯曲的。这种跑步运动员可以受益于针对髂腰肌的力量训练计划。加强髂腰肌会帮助跑步运动员将跑步负荷均匀地分布在腿部肌肉上,使跑步更加高效并减轻疼痛。这种特定的训练可提高运动能力和控制能力。同样的情况,也出现在背部肌肉不够强壮的网球运动员身上。加强支撑背部的肌肉可以纠正薄弱环节,让产生挥动球拍所需力量的肌肉群之间实现最佳协调。

每次力量训练都应该以热身运动开始。与一般体能训练一样,遵循负荷循序渐进的原则,随着运动员的力量水平的提高而增加训练重复次数。一般的规则是每周增加的训练负荷不超过 10%,每周训练 2~3 次,每次训练之间留出 1 天或 2 天时间恢复。在力量训练计划中,有几个可变因素是可以按周期安排的,它们包括训练顺序、频率、负荷、强度、速度和训练间歇休息时长。另外,力量训练计划还可以包括开链练习(如坐姿利用脚的重量伸展膝盖),其中正在锻炼的肢体末端可以自由活动;或者闭链练习(如蹬腿练习),其中正在锻炼的肢体末端要固定到地面或其他表面上。动力链锻炼可以交替使用自由重量和训练器械。

肌肉收缩分为三类:等张收缩、等长收缩和等速收缩。等张收缩缩短肌肉产生运动。大多数人认为,这是最容易执行的收缩。肱二头肌弯举就是一个例子。静态保持肱二头肌弯曲 90° 就是等长收缩的一个例子。在等长收缩中,没有活动范围动作。以特定的速度收缩肌肉,而且阻力根据肢体移动速度的变化而变化时,就发生等速收缩。等张收缩让肌肉在其活动范围内得到加强,但是它们倾向于不均匀运动,因此这些类型的收缩是最有可能导致肌肉酸痛的。等长收缩不会缩短肌肉,因此发展的是静态力量。它们不需要运动设备,而且执行起来相对较快和容易,但是只有训练角度的肌肉力量得到增强。在等长收缩中,流向肌肉的额外血流停止,血压上升,而且回流到心脏的静脉血减少。这意味着等长收缩锻炼导致的生理压力极为繁重,所以应该由预先具备医疗知识的人员谨慎执行。在等速收缩中,肌肉以恒定的速度收缩和变短,因此,需要特殊的设备来检测肌肉的速度。这种设备很贵,不过这是增加肌肉力量的最快方法。但是请记住,等速力量训练不会因为速度恒定而等同于功能性训练,在许多功能性运动中速度并非恒定。

关节周围的肌肉之间的关系被称为肌肉平衡。还记得吗?肌肉的使用可以分为主动肌动作和拮抗肌动作。例如,在肱二头肌(主动肌)使肘部弯曲的同时,肱三头肌(拮抗肌)使肘部伸展。肌肉还可以分为稳定肌和活动肌。在功能上,活动肌倾向于执行快速动作,而稳定肌在姿势的保持中发挥作用。如果倾向于收紧和缩短的活动肌的力量超过稳定肌,就会发生肌肉不平衡。

力量训练计划必须包含稳定肌的强化。例如,在肱二头肌弯举中,稳定肌是三角肌,必须通过其他针对三角肌的练习进行训练。在肩上推举训练中,腿是稳定肌。在下蹲训练中,躯干是稳定肌。运动员举起自由负重时,身体必须使动作稳定;如果运动员使用器械进行训练,那么由训练器械稳定身体。这是许多教练提倡使用自由负重代替器械的原因之一。

3.1.5　交叉训练

交叉训练——在不是自己专业的体育运动中进行训练——是减少受伤风险的常见做法,因为它能让持续承受负荷的关节得到休息,可以促进肌肉平衡。但是,对为某一专项进行训练的运动员而言,选择交叉训练项目可能非常困难。例如,对跑步运动员来说,没有什么可以替代跑步。但是,可以选择其他活动作为补充,在保持训练量的同时减少负荷过大的关节压力。

交叉训练特别适合非赛季的保持性训练或休息期间的训练。耐力和力量的消失速度要快于获得它们的速度。因此,训练计划应该把完全不活动的时间限制到不要超过 2~3 周。选择一种交叉训练项目的运动员,可以在获得有效休息的同时保持总体耐力。

3.1.6　定期评估

确保训练计划是动态的,并随着运动员能力的不断增加而变化(而非静态的,最终导致有效性的不足)。运动员应该每 2~3 个月进行一次身体素质评估。这种评估可确定运动员的训练需求,并帮助他们在设计训练计划时根据本章前面讨论的负荷遵循循序渐进概念做出选择。在这些评估期间要注意的事项包括训练要素(速度、耐力、力量)、负荷(距离、组数、重复次数)和强度(达到的最大心率、举起的重量)。可以通过标准化计时测验、耐力测试和最大力量评估来监测评估和进展。可以根据进展和期望的结果调整训练计划。例如,如果跑步运动员没有达到想要的比赛速度,可以花更多时间来进行强调速度的间歇训练。

3.2　使用正确的技术和体育设备

生物力学关于影响身体内部和外部力量的研究,对有效、安全地参与任何活动至关重要。生物力学缺陷来源于静态解剖畸形或功能异常。虽然静态解剖畸形可以通过弥补设备,如矫形器来解决,但是畸形和矫正畸形所导致的功能变化必须通过训练来解决。功能异常通常更容易改变,因为它们往往是受伤、技术不当或者体育设备不当造成的。

在体育设备方面,应解决两个问题。首先是合适,不合适的体育设备会产生生物力学方面的负面影响。其次是保护,在训练和比赛期间穿戴或使用适当的防护设备可以显著降低受伤风险。

自行车运动说明了适合的设备在促进良好的生物力学方面的作用。自行车能够将骑踏重复运动和身体静态姿势带来的负面影响最小化。自行车运动员将手握在把手上时,他的手、肩和自行车的前轴应该位于同一直线上,而且车座和车把的距离应该适当,让运动员的肘关节稍微弯曲,手可以轻松放在把手车闸的橡皮罩上。这让运动员可以自然地放置手腕。如果对齐不正确,腕关节在伸展姿势中承受负重,运动员可能会损坏尺神经(从上臂延伸到小指的神经)。如果自行车的构造适合运动员,这种损伤是可以预防的。自行车的规格适合运动员还意味着车座的位置是正确的。车座高度对骑蹬生物力学非常关键。如果车座太高,肌肉的工作必须超出了其最优长度-张力范围;如果车座太低,膝关节弯曲增加了,同时会增加了膝关节的压力。

合适的运动鞋和袜子也有类似的生物力学效果。还以我们的自行车运动为例,鞋子一定要舒适合脚、足够结实才能将力量从踏板转移到腿部。如果力量转移效率低下,那么下肢和腰椎的压力就会增加。一般情况下,鞋袜应该支撑脚部、吸收冲击并提供附着摩擦力。最适合运动员的鞋子就是那些匹配个人生物力学特征以及满足所参与的体育运动要求的鞋子。如果有必要的话,简单的足部矫形器就可以矫正畸形。

对于存在高受伤风险的体育运动或娱乐活动,专业健康人员通常建议使用防护装备。防护装备包括个人装备,如护齿、头部防护装置和外部装备(如美式橄榄球场球门柱周围的垫子)。这种装备必须用于特定目的,合适、舒适、不限制运动员的活动,供运动员在练习或比赛中穿戴或使用。磨损或损坏的防护装备应更换,而且防护装备的使用必须遵守体育运动规则。体形大小不一样的运动员不应该共用相同的防护装备,而且防护装备应该适合运动员的性别,能够覆盖最有可能接触到其他运动员或设备的身体部位。

头盔已证明能够有效地防止或减少体育运动中的严重脑损伤。体育运动专用头盔是针对特定体育运动设计的，可以解决该体育运动中的不同危险因素。每种体育运动的风险都不一样，因为到地面的距离、场地表面、比赛设备、运动项目和运动速度都不相同。无论如何，头盔应该结实、舒适和适合运动员。宽松的头盔可能会阻碍视线或者造成颈椎拉伸。虽然硬头盔能够降低颅脑损伤的风险，但是软头盔可以防止头皮和耳朵严重擦伤。在汽车、摩托车、自行车、拳击、马术、足球、冰球、曲棍球、轮滑、橄榄球、滑板、滑雪、垒球和摔跤运动中，教练强制要求或建议佩戴头盔。

其他防护装置包括护目镜和护齿。目前，持拍类运动、女子曲棍球、彩弹游戏和青少年棒球都有护目镜标准。护目镜认证理事会（PECC）协助消费者、体育机构和眼科护理专业人员选择合适的护目镜。PECC 协议确保设备已经经过测试和认证，能够保护眼睛免受损伤。口腔保护装置有助于保护口腔、牙齿、嘴唇、脸颊和舌头免受损伤。它们可以缓冲打击，有效避免运动中可能发生的脑震荡或颌骨骨折。在接触类和碰撞类体育运动中，所有运动员都要佩戴护齿。

与防护装置有关的一个担忧是开展体育运动的场地表面的安全。坚硬的表面比柔软的表面对肌肉骨骼系统产生更大的冲击力。此外，接触摩擦力对受伤风险起到关键作用。例如，在美式橄榄球中，干燥的球场会增加前十字韧带损伤的风险。因为，在快速运动和变化方向时，大量接触摩擦力和所产生的作用力转移到膝关节。在比赛前浇水软化球场可以减少这种损伤风险。同样地，在球门柱周围放置垫子可以吸收冲击力和尽量减少外力作用，从而降低某些类型损伤的严重程度。

3.3 饮食营养

一旦在体育运动中受伤，运动员最先做的通常是寻求传统的治疗。在受伤之前和之后的训练和恢复中，饮食营养经常被忽视，这让许多运动营养学家感到很困惑。

毕竟，运动训练改变运动员的营养需求，这是不争的事实。训练期间的恰当饮食是运动员获得最佳表现的关键。为了保持健康，大多数运动员的饮食结构应遵循 15%~20% 的蛋白质，30% 的脂肪和 50%~55% 碳水化合物的原则。这不是放之四海而皆准的建议，而是一个起点，可以根据体育活动的需求进行调节。

运动营养学家根据运动员的具体需求来确定其饮食计划。

虽然运动员需要更多营养，但是如果他们受伤，还要在此基础上继续增加营养。在摄入足够卡路里的同时坚持消炎饮食，这样做不仅有助于防止运动员再一次受伤，还能加快其从现有的损伤中恢复。

虽然炎症在受伤之后的短时间内是身体自我保护的过程，但是一旦完成了它的任务，身体就能够逐渐康复，不再需要炎症的存在。如果炎症得不到适当的控制，它仍然会潜伏在身体中。炎症通过自由基的生成能够独立维持下去，而自由基又是有氧活动本身产生的。运动员的训练越多，身体产生的自由基就会越多。这些自由基损伤肌肉细胞并触发进一步的炎症反应和脂质过氧化反应，它们被认为是在大强度训练后肌肉酸痛的原因。自由基也是血管损伤和许多疾病的罪魁祸首。

在对运动员消炎的过程中，运动员要避免摄入酒精、咖啡因，也要避免抽烟。这些物质增加氧化速度和自由基的生成，引发炎症，使轻微损伤变得严重。运动员饮酒和喝咖啡应该适度，而且应该避免吸烟。

3.3.1　碳水化合物

没有足够的碳水化合物就不能维持身体的肌肉。在运动的初始阶段，身体能量需求的 40%~50% 是通过代谢碳水化合物获得的。剩余的能量需求由脂肪提供。但是碳水化合物消耗一个单位氧气产生的能量比脂肪多。因为，在持续比赛过程中氧气通常是一个限制因素，所以运动员优先使用需要消耗最少氧气的能量来源是合理的。

在消化的时候，身体将碳水化合物分解成葡萄糖，并将其以糖原的形式存储起来。在活动期间，糖原将还原为葡萄糖，并且用于产生能量。维持活动的能力直接取决于糖原的储备量。如果比赛持续时间在 90 分钟内，标准的肌糖原储备能够供应所需的能量。对于超过 90 分钟的比赛，在赛前 3 天多摄入碳水化合物可能是有益的。在此期间所吃食物中不超过 70% 的碳水化合物就能够补充所有可用的糖原储备，同时尽量减少与碳水化合物补充有关的水潴留。

并不是所有碳水化合物的结构都是一样的；简单碳水化合物不同于复合碳水化合物。简单碳水化合物，如蜂蜜和糖果，运动员从糖中获得大部分热量。这些食物在运动员的饮食中应该少于 10%。糖和蛋白质之间的化学反应产生致炎的晚期糖基化终末产物。此外,吃这些食物引起的血糖激增促使胰腺分泌更多的胰岛素,这会生成更多炎症因子。此外,与普遍持有的观念相反,在比赛之前吃糖并不能提升运动表现。需要水来将糖吸收而大量吸收葡萄糖可能会加速脱水。此外,糖会导致细胞胰岛素大量激增,从而导致血糖下降,这本身会给运动表现带来负面影响。在碳水化合物的摄入比例中,大部分应该是复合碳水化合物,包括水果、蔬菜和全谷类食物。复合碳水化合物的胰岛素反应没有简单碳水化合物那么明显,因此,血糖水平会缓慢上升,而且释放能量的过程也是缓慢的,这样血糖下降的速度就会比较缓和,从而避免了血糖的急速波动。

3.3.2　蛋白质

在任何比赛或训练之后,身体通过蛋白质的合成来修复肌肉。如果食用的蛋白质含量不足以辅助这种修复,则可能导致肌肉损伤。一般来说,对于进行常规训练的运动员,建议每天每千克体重摄入 1.0~1.5g 蛋白质,而对于耐力型运动员,则需要提高摄入量(Okuyama,Ichikawa,Fujii&Ito,2005)。大多数运动员通过正常的饮食都可以满足对蛋白质的需求,不需要额外补充。虽然很罕见,但是,如果有必要,也可以使用蛋白质补充剂(粉剂)。

3.3.3　必需脂肪酸

为了保证正常的身体功能,运动员必须摄入脂肪酸。ω-6 脂肪酸和 ω-3 脂肪酸尤其是必不可少的。两者都会参与炎症形成过程,但是方式不同。花生四烯酸是一种 ω-6 脂肪酸,它参与炎症的发起过程。为此,应该少食用花生四烯酸含量较高的红肉和花生。二十碳五烯酸是一种 ω-3 脂肪酸,它在控制炎症方面起到关键作用。

冷水鱼除了是很好的蛋白质来源之外,它还富含两种 ω-3 脂肪酸:二十碳五烯酸(EPA)和二十二碳六烯酸(DHA)。这些强效的消炎脂肪酸出现在鲭鱼、鲑鱼、鳟鱼、沙丁鱼和金枪鱼中。一些植物来源,如亚麻籽、小麦胚芽和核桃可以转换成 EPA 和 DHA,但是它们在人身体中的转换是非常低效的。必须摄入大量植物来源的 ω-3 脂肪酸才能达到摄入冷水鱼来源的 ω-3 脂肪酸的效果。另一种获得必需脂肪酸的途径是服用鱼油,使身体跳过将 a-亚麻酸转换成 EPA和 DHA 的过程。即使食用冷水鱼,每天服用 3g 深海鱼油也是有益的。不利的一面是,鱼油补充剂可能会增加出血的风险。在服用鱼油补充剂之前,运动员应咨询医生,特别是服用血液稀释剂时。

由于西方的饮食越来越多地依赖于方便快捷的加工食品,因此 ω-3 脂肪酸的摄入逐渐让位于 ω-6 脂肪酸。部分原因是食用加工植物油和食物防腐剂。为了增加食品的保质期并减少饮食中的饱和脂肪含量,食品工业发明了反式脂肪酸,它是部分氢化的食用油。不幸的是,这一创新的副作用是导致饮食中 ω-6 脂肪酸和血液中自由基的增加。事实上,许多营养专家认为,西方的饮食习惯是摄入许多高度加工的脂肪,这让身体偏向于炎症状态。此外,反式脂肪酸直接干预产生健康 EPA 和 DHA 的酶的转换。考虑到现代饮食中存在加工食物,直接补充 ω-3 脂肪酸可能是一种有效的策略。

根据最新媒体报道,在食品生产中反式脂肪酸的使用呈快速下降趋势,因为消费者越来越关注与健康相关的问题。

ω-6 脂肪酸规则的一个例外是伽马亚麻酸(GLA),它增加了能够减少炎症的前列腺素,且不同程度地天然存在于各种植物种子油中(月见草种子油、琉璃苣油、黑醋栗种子油和火麻仁油)。橄榄油含有丰富的 ω-9 油酸脂肪酸,它是另一种具有抗炎特性的非 ω-3 脂肪酸。这两种脂肪酸可以直接摄入或者通过补充剂摄入,有助于减少体内炎症。

3.3.4　抗氧化剂

抗氧化剂是身体抑制自由基的破坏作用的自然机制。它们消灭自由基,从而抑制脂质过氧化过程。在运动之后,人体的内源性抗氧化剂会自然增加。此外,人体还可以利用营养中的抗氧化剂。

存在于绿茶、西梅汁和葡萄汁中的茶多酚也是重要的抗氧化剂。喝含有茶多酚的饮料特别有益于运动员,因为喝下去之后茶多酚能够得到迅速吸收,让运动过程中血液中的茶多酚达到最大浓度。绿茶是茶多酚最好的来源,但是不应该加牛奶饮用,因为牛奶往往会与类黄酮结合,让它们从肠道通过而失去抗氧化功效。

存在于菠菜、西兰花、蓝莓、苹果、樱桃、橘子中的黄酮类化合物也是重要的抗氧化剂。许多这类水果和蔬菜不仅含有丰富的维生素 C 和维生素 E,而且它们也具有一定的抗氧化作用。

3.3.5 维生素和矿物质

维生素 C 有益于痊愈过程并不是因为它的抗氧化特性。维生素 C 是结缔组织的主要成分。它也会促进成纤维细胞和软骨细胞(对生成结缔组织和软骨非常关键)的生长。目前,我国成人每天摄入 1000mg 维生素 C 被认为是安全和有效的。

某些维生素和矿物质的缺乏也与运动损伤相关。钙是维持骨密度和正常肌肉收缩的关键矿物质,很多专家建议膳食来源中的钙不足的人群服用钙片。对钙补充剂的益处是否等同于天然钙存在争议,但是直至写作本书时,主流意见是建议在饮食之外按需服用钙补充剂,让成人每天的钙摄入量达到 1200mg。因为维生素 D 能够促进钙的吸收,许多非处方钙补充剂含有维生素 D。

铁可以协助肌肉的氧化电位过程,对血红蛋白功能起到重要作用。血红蛋白是血液的一部分,它们将氧气输送到身体组织。人体铁含量偏低时,血红蛋白水平将受到不利影响,从而导致身体组织的供氧减少。因此,人体中更容易疲劳的肌肉对关节的支持和稳定作用也会减弱。一些营养学家认为,低铁水平可能减缓组织的修复速度,可能让轻微的损伤变得严重。

需要谨慎服用铁补充剂,因为人体血中铁含量升高可能与心脏病发作风险增加和锌吸收减少有关。在开始铁补充计划之前要咨询医生。

3.3.6 补充水分

健康饮食的另一个重要方面是补充充足水分。脱水对运动表现有显著的不利影响。脱水不仅降低运动员活动期间的耐力,而且延迟活动后的恢复。一般的指导原则是在运动前两小时摄入 500~600mL 水,然后在运动前 15 分钟再摄入 500mL 水。在运动过程中应该在有口渴感觉时补充水分。一般情况下,每隔 15~20 分钟应该摄入 150~350mL 水(特别是在高强度耐力运动中)。

运动员丢失 1000mL 水分需要摄入 1~1.5L 水,让身体的水分得到恢复。观察尿液是了解水分补充情况的最好办法,如果尿液清澈或淡色,表明水分补充充足。这些建议的一些重要注意事项是,在时长不到 1 小时的运动中补充纯净水就够了,但是对于持续时间超过 1 小时的剧烈运动,推荐饮用含 4%~8%碳水化合物和每升含 0.5~0.7g 钠的饮料。运动员在运动后,应避免摄入咖啡、功能饮料和酒精,这是因为它们会增加体液流失。

运动员必须意识到低钠血症(低盐),或者更常见的是,在脱水时,仅补充纯净水将发生低钠血症,其结果是身体的盐(钠)浓度相对稀释。这种方法很危险,在罕见的情况下,可以导致脑水肿和死亡。因此,补充水分时应谨慎。

第4章　不同运动项目运动损伤的特点

4.1　田径运动损伤的特点

田径运动包括田赛和径赛,以跑、跨、跃、跳和投掷等主要动作为特点,极易造成相应部位的肌肉、肌腱和关节韧带损伤。

4.1.1　跑类

无论是以前足部着地的短距离赛跑,还是以足跟部着地的长距离赛跑,下肢负荷均最大。以270m/min的跑步速度计算,足底所承受的力大约是体重的2.7~2.8倍,因而跑类运动最常见的损伤部位是下肢。

短跑运动是以最快速度在最短时间内跑完规定距离的典型周期性无氧代谢项目。其特点是工作时间短,强度大,要求运动员神经反应快、灵活性高,具有良好的速度、力量素质和爆发力。短跑运动员的绝大多数损伤发生在训练或比赛中。在短跑运动时,大、小腿后肌群屈曲用力后蹬,肌肉做主动猛烈收缩,易引起肌肉损伤,大腿后群肌肉损伤尤多。而跟腱拉伤、踝关节及膝关节扭伤等也很常见。短跑比赛中急停,可引起髂前上棘的撕裂。

中长跑和马拉松跑是周期性耐力性运动项目。运动员的损伤以慢性损伤为主。跑距越长,慢性损伤(尤其是踝和腿部)的发生率越高。中长跑的损伤主要是会阴部和大腿根部擦伤、足趾伤、胫腓骨骨膜炎、胫腓骨疲劳性骨折、膝外侧疼痛综合征等。

跨栏跑最易发生大腿后群肌肉位伤,其次是膝关节和腰部损伤。跨栏运动员准备活动不充分或技术动作不正确,可引起髂腰肌及其周围滑囊的损伤。跨栏时,摆动腿方向不正,摆动腿着地时脚尖偏左或偏右,身体失去平衡,可造成踝关节或膝关节损伤。另外,跨栏时,如果起跨点太近,容易踩栏使身体失控造成摔伤。腿部和踝关节力量差、下栏后支撑不稳,容易引起踝关节损伤。在栏上平拉腿没有放平,踝关节低,小腿内侧或踝关节撞击栏板,可引起膝关节和踝关节损伤。跨栏运动员上栏时还可能损伤梨状肌。

4.1.2　跳类

跳类运动包括跳远、三级跳远、跳高和撑竿跳高,均是周期性的无氧代谢项目。跳跃动作与跑相比,着地瞬时冲击负荷较大。此外,在身体某些部位,尤其是下肢肌肉骨骼系统,由于突然减速、制动,需增加做功以吸收和缓冲冲击力,维持关节的稳定,结果导致关节部位应力集中。例如,在跳远着地时,股四头肌需要强烈地收缩,以缓冲冲击负荷,并维持膝关节的稳定性与一定的角度,故膝关节最易出现损伤。

跳远运动是一项综合性的全身运动,由助跑起跳、腾空、落地组成。跳远运动员必须具有很好的速度和力量素质,特别要求运动员有很强的伸膝和屈髋力量以及较强的爆发力。该项目具有高速度、高强度的运动特点,在上板起跳的瞬间,腰部要承受很大的冲击力量,因而创伤时有发生。研究证明,在跳远起跳时,身体承受的最大垂直地面反作用力是运动员体重的 12~20 倍,起跳时下肢各关节会受到一个短暂而突然的超大负荷。若脚着地时出现技术错误,则更易发生足部损伤。踝关节的软组织损伤是跳远运动员最常见的损伤,尤以踝关节内侧韧带损伤常见。在跳远起跳过程中,膝和踝关节被动弯曲之后又猛然伸展,可使起跳腿因受到强大的张力作用而引起伸肌的损伤。如果在不正确的身体姿势下进行起跳练习,会使脊椎受到强烈撞击,引起腰椎的张力性骨折。

三级跳远是以三步跳跃来实现用力蹬地和空中移动的。常见的损伤有大腿后部肌群肌肉软组织挫伤、髌骨腱周炎等。

跳高和撑竿跳高均属于跳跃运动中的高度项目,要求运动员必须具有很好的垂直速度,同时具有很好的弹跳力和协调性。背越式跳高技术是由助跑、起跳、过杆和落地 4 个部分组成,其中起跳是整个跳高技术的关键环节。起跳技术由着地、缓冲和蹬伸 3 部分组成,在跳高的训练和比赛中,起跳阶段损伤最多,其中踝和膝的损伤最为多见。背越式跳高起跳脚着地方式不正确,易造成脚掌中部受伤。撑竿跳高最常见的损伤部位是肩关节。在跳高运动中,腰部背伸动作过于频繁,可引起腰部肌肉疼痛、腰椎损伤,甚至椎弓崩裂和腰椎滑脱。

4.1.3　投掷类

投掷项目包括标枪、铅球、链球和铁饼 4 种。投掷项目要求运动员在短时间内推动自身体重快速运动,同时对投掷器械施加爆发性力量,这对运动员的力量素质要求很高。常见的是肩部、肘部的肌肉和韧带损伤,严重的可引起肱骨骨折。在举手位投掷过程中,肘关节被强制性固定在外翻位,前臂轻度旋前,肘轻度屈曲时,内侧副韧带紧张,在投掷一瞬间,肘内侧软组织容易发生损伤(图 4.1)。

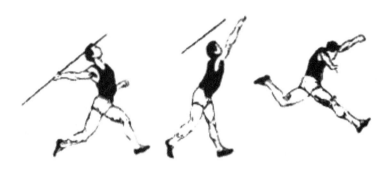

图 4.1　标枪运动员投掷过程。

在对标枪运动员损伤的调查中发现:标枪运动员重度损伤少,中度和轻度损伤多。肘部损伤率最高,其次是膝、腰、肩、踝等部位。投掷标枪在最后出手时,速度快,全身力量通过投掷臂、手腕和手指作用于标枪的纵轴上,如在掷出标枪时形成以肘带肩的错误动作,易造成肘部肌肉和韧带拉伤(标枪肘)。在标枪投掷过程中肩外投枪、撒枪和推枪等技术错误是导致肘部损伤的重要原因。标枪肘发生在投掷臂右侧肘部,损伤易发生于"满弓"与投掷阶段,其次为引枪和交叉步阶段,而发生于出手和助跑阶段的损伤较少。而在铁饼运动员的损伤中,膝关节损伤占主要地位,以半月板、交叉韧带损伤及髌骨软骨病为常见。铁饼运动员的损伤绝大多数发生于训练开始和结束阶段,而只有极少数发生于比赛中。

投掷运动员长期进行被迫重复性旋前动作可发生旋前圆肌运动性肥大,对前臂近端正中神经造成压迫,引起旋前圆肌综合征。掷铅球和铁饼比标枪更易发生前臂屈肌群损伤。在专项训练时,投掷臂过低,肩部肌肉猛烈收缩,易造成肩部肌肉或韧带拉伤。投掷运动的许多技术动作都需腰部动作的配合,过多腰部动作的练习可引起腰扭伤。投掷用力后需两腿具有很强的支撑制动力,如膝踝关节力量不足,两腿着地支撑制动不稳固,易造成膝、踝关节内侧韧带扭伤。投掷运动腰过伸,可能引起椎板的疲劳骨折。

4.2　游泳与跳水运动损伤的特点

4.2.1　游泳

　　Kennedy(1974)对2496名加拿大游泳运动员进行了流行病学调查,揭开了游泳运动损伤调查研究的序幕,以后各个国家均进行了大量的研究,结果发现:与其他竞技项目比较,游泳导致运动损伤的发生率相对较低,为1.9%~26.64%,但溺水和跳水时脊髓损伤以致死亡的危险性还是存在的。

　　游泳的运动损伤与游泳技术特点密切相关。运动员在水中浮行时,重力的负荷消失,需要通过反复快速的上肢划水及下肢打水动作提供动力,在蝶泳中还需通过腰椎反复屈伸提供一部分动力。因此,游泳运动损伤多发生于腰、肩、下肢关节周围的肌肉、肌腱、韧带和小关节上,其损伤好发部位的发生率由高到低依次为腰、肩、膝、踝、颈和腕等,以慢性损伤为主。即使存在一些慢性损伤,多数运动员仍能参加游泳训练和比赛。除蛙泳外,竞速游泳的推进力主要由上肢运动获得,因此上肢的肩关节损伤比较多见。腰部损伤多发生于蝶泳运动员。膝部损伤多见于蛙泳运动员。

　　游泳肩是常见的肩部损伤,不同调查显示游泳肩的发生率差异很大,从3%~80%。游泳肩由Kennedy最先提出,他认为游泳肩是冈上肌和肱二头肌与喙肩韧带反复摩擦撞击所引起的撞击综合征。

　　腰部肌肉损伤是游泳运动员常见的运动损伤。在游泳过程中,腰部肌肉保持紧张状态,使身体尽量和水面持平,以减少阻力;蝶泳时以腰椎过伸、屈曲的反复动作作为推进力,腰部的爆发力更为重要。如游泳姿势不正确就会进一步加重腰部负荷,引起腰部肌肉损伤。国内外的研究表明,不适当的陆地训练也是造成游泳运动员腰部肌肉损伤的重要原因,如过多进行膝伸展位、踝关节制动的仰卧起坐练习。在蝶泳运动员中疲劳性的腰椎椎弓崩裂等腰部损伤也相对比较多见。

　　膝关节内侧副韧带损伤引起的膝关节不稳定称为蛙泳膝。在Kennedy的调查中,蛙泳膝在游泳运动员中的发生率为2.9%。膝关节在伸直位或屈曲位时,任何引起腿突然外展的暴力作用均可引起蛙泳膝。游泳时的打水,转身蹬壁伸膝,牵拉髌腱及其附着区所引起的髌腱末端病是我国游泳运动员最常见的膝损伤。自由泳和仰泳打水时,踝关节极度背伸,踝关节滑膜被动牵拉,伸肌腱与腱鞘反复摩擦所引起的踝关节滑膜和腱鞘的炎症称为游泳踝,游泳踝是游泳运动中常见的踝部损伤。

水球运动也具有竞技的因素,末节指伸肌腱撕脱骨折、软组织挫伤也较常见;花样游泳运动员除了一般游泳运动中常见的损伤外,还有手掌、前臂肌肉痛、腱鞘炎、膝关节痛伴小腿肌肉痉挛,以及由于水下屏气过久所致的过度换气综合征。

4.2.2　跳水

跳水运动的损伤较为常见。跳水时,如果游泳池水深度不够,入水后可引起颈部和面部钝性损伤。头皮裂伤在跳水运动中相当常见。许多头和颈部的钝性创伤会伤及眼和耳,如鼓膜穿孔、外耳炎(游泳耳)和眼部钝性创伤。入水时水的压力可引起视网膜脱落。跳水入水时头过度前屈,头后接触水面受到强烈的冲击可发生寰椎前脱位。水波冲击胸部可引起肺出血。

跳水时上肢过度伸直,腕关节背伸入水易发生肩胛带及腕和肘部损伤。最常见的腕部损伤是腕不稳定,偶有腱鞘囊肿和尺侧腕屈肌腱炎。也可因撞击而发生尺侧副韧带或大拇指基底关节扭伤。脊柱损伤最常见的类型是脊柱的骨骼肌损伤。跳水折腰使棘突间发生反复的挤压、碰撞可引起创伤性骨膜炎(图4.2)。跳板跳水起跳瞬间跟腱承受的力量过大,可出现跟腱断裂。跳水时最为严重的损伤是溺水和颈椎脊髓损伤。

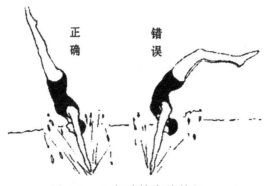

图 4.2　入水对棘突的挤压。

4.3 体操运动损伤的特点

竞技体操属于非周期性运动,内容包括男子自由体操、鞍马、吊环、跳马、单杠和双杠;女子自由体操、艺术体操、高低杠、平衡木和跳马等。体操运动员绝大多数处于发育生长期,与其他运动项目的运动员相比更年轻。而竞技体操由于动作复杂、难度较大,运动损伤发生率较高,这是使运动医学医师们感到棘手的问题之一。在任玉衡的调查中,体操运动员的损伤率为 79.34%。随着体操技术水平的提高,难新动作增多,成套动作数量和复杂性增加,运动员的关节常处于非生理位、高速连续动作,其运动损伤的发生率有增加的趋势。女子体操运动员损伤的好发年龄是 9~15 岁。

Mcauley 等(1987)回顾了女子体操的有关文献,发现在女子体操中地面运动损伤率最高,下肢是最容易损伤的部位。NCAA(1997—1998)对女子体操的调查发现,在所有女子体操创伤中,训练中发生的损伤占 87%,而单位时间内比赛损伤发生率(12.1/1000 小时运动)高于训练的损伤发生率(7.2/1000 小时运动)。在所有运动损伤中,扭伤(33%)、拉伤(23%)和挫伤(11%)是 3 种最常见的损伤。踝(21%)、膝(15%)和下腰部(8%)是最常见的损伤部位。国内的报道认为,关节是体操运动损伤的好发部位。体操的损伤以轻中度为主,重度损伤较少见。自由体操、跳马重度损伤的病例较多。在体操训练中,经常引起损伤的动作有鞍马中的单环转体,单杠的中穿反吊,吊环中的大回环、十字压上、翻上成十字。体操训练时落地动作、翻滚动作、回环动作反复出现,使得运动员承受压力的部位主要集中于身体的腕关节、肘关节、踝关节、肩关节、膝关节及腰部,使得以上部位成为体操运动损伤的好发部位。

体操翻腾时头着地,突然屈曲可引起颈部寰椎前脱位。运动员后空翻动作失误,头后部着地迫使颈前屈,寰椎向前移位,由于韧带向后牵拉可将枢椎齿状突撕脱。椎体的严重移位可引起脊髓损伤。

体操运动手腕部易发生慢性腱鞘炎。运动员从高处落下,手掌撑地时可引起肱骨髁上骨折。摔倒时,腕臂伸位撑地可引起舟状骨骨折。在跳马和鞍马运动中,腕关节通常处于极度背伸位状态下支持体重,易引起腕关节背侧中央和腕尺侧疼痛、腕部腱鞘炎、腕部滑囊炎。单杠转体、支撑旋转、长期腕背伸支撑下用力可引起三角软骨盘损伤。单杠做大回环动作时,保护用具不当,可发生前臂的卷缠损伤。

　　鞍马全旋,肘关节反复负重支撑扭转,使桡骨小头与肱骨小头、尺骨鹰嘴与鹰嘴窝间不断发生挤压、摩擦、冲击,引起肘关节骨关节病。跳马、鞍马上的直臂支撑引起关节间的相互错动,部分嵌入的滑膜受挤压,引起肘关节创伤损性滑膜炎。在跳马、单杠、双杠运动时,由肘在支撑位支撑躯体运动,肘关节外侧受到压力和旋转力的影响,肘关节内侧受到伸展力的影响。肘外侧损伤较多且损伤较重,常遗留严重的后遗症,肘内侧损伤较少且损伤较轻。

　　单杠、高低杠、吊环的转肩动作,使肩袖肌肌腱与其毗邻的韧带、滑囊等软组织发生牵拉、挤压、摩擦、碰撞产生肩袖损伤。肩袖损伤在吊环运动中发生率最高。单杠、高低杠、吊环超长范围的转肩活动可使肱骨出现位移,迫使其肌腱不能在结节间沟中滑动,而是在结节间沟中横行或纵行折曲、扭转。反复的活动使其摩擦力加大,致使肩袖肌肌腱受到强烈的机械刺激,导致肩袖肌肌腱变性,引起肱二头长头肌腱腱鞘炎。此外,在体操运动中肩关节脱位、肩锁关节脱位和肩峰下滑囊炎等损伤也较为常见。

　　体操运动中过多、过猛练习"下腰",躯干背伸过多,棘突间反复挤压、碰撞引起损伤性骨膜炎。椎弓崩裂在体操运动中也较为常见。

　　体操运动中的跳箱、跳马、空翻落地等要求膝关节微屈半蹲,以缓冲地面的反作用力,此时膝关节保护能力相对较弱,而易受损伤。常见的膝部损伤是髌骨软骨软化和伸膝腱膜炎。跳马空中翻滚加躯体自旋着地失败,常导致前交叉韧带损伤。自由操空翻动作易引起踝及跟腱损伤。

　　现代竞技体操的训练大都从儿童抓起,儿童正处于骨骺生长、发育期。体操专项训练可引起骨骺损伤。急性的骨骺损伤通常是由运动中产生的压力或牵拉撕扯力所造成。慢性的骨骺损伤常由长期的应力集中导致,引起的骨骺损伤较为常见。若使骨骺发生不同程度的缺血性改变或骨骺变形,称为骨软骨炎。肱骨小头骨软骨炎、胫骨结节骨软骨炎和椎体骨骺炎(运动员椎体缘离断症)等在少年体操运动员中相当普遍。

4.4　足球运动损伤的特点

　　足球是目前世界上开展得最为广泛,影响最大的体育运动项目。足球比赛场地大、时间长、运动量大、技术复杂、战术多样、对抗激烈、拼抢凶猛,需要经常变换体位,在高速下完成技术动作,是损伤发生率最高的运动项目之一。据统计,一支优秀的足球队在一场比赛中要完成各种技术动作916次,其中处于对抗条件下应用技术482次,所以是损伤发生率最高的运动。

足球运动需踝关节、膝关节、腰部不断进行屈伸、内收外展和旋转,造成关节及其周围的肌肉、肌腱处于超负荷工作状态而易损伤。足球运动员常见的损伤类型是扭伤、挫伤、擦伤和拉伤等。

足球运动战术多样,难度较大,运动中大多数技术动作主要用脚来完成,因而下肢是足球运动员最容易损伤的部位。国际足联的运动医学专家曾对1300场比赛进行统计,共发生1400次损伤,下肢损伤占75%。

在头球争夺时,由于头的体积小于躯干,在跳起争顶的过程中,头顶球的同时躯干成为争夺空间的必备条件,身体在空中的冲撞不可避免,加上合理冲撞技术也是以身体的对抗来争夺控球空间,运动员可能的损伤部位由下而上扩大,使得足球的运动损伤具有广泛性。

膝部慢性运动创伤也是足球运动员的常见损伤。踢球踢空、二人对脚、带球急停变向跑等屈膝伴小腿旋转动作最容易导致膝关节半月板的损伤。长期训练引起的髌骨软骨病和髌腱末端病,股四头肌急性裂伤或髌腱断裂,以及胫骨嵴挫伤后引起的骨膜炎,小腿后部遭受的撞击伤,轻者致肌肉挫伤,重者可引起严重的肌肉撕裂或断裂。小腿腓肠肌和腘绳肌痉挛(抽筋)是比赛中常见的。踝关节扭伤或多次反复损伤与足球踝的问题是困惑运动队医生的一道难题。其他的足球运动常见损伤包括腰椎椎弓崩裂、疲劳性骨折、胫骨结节骨骺炎(Osgood-Schlatter disease)、髌骨骨软骨病(Sinding Larsen 病)等。

2000年,苏格兰对运动导致眼损伤的调查中发现,足球是出现眼睛损伤最多的单项运动。眼前房出血是临床最常见的损伤类型。

4.5　篮球运动损伤的特点

篮球是一项对抗性很强的集体球类运动项目,具有对抗性强、技巧性高、运动量大的特点。在篮球运动中,进攻和防守瞬间交替,突然起动、加速和停止、跳跃和下蹲、体位改变,全场运动员不停地进行以上动作,因而损伤的产生也较多。任玉衡的调查显示,中国优秀篮球运动员的患病率为68.92%。国外的研究发现,2/3的篮球运动损伤好发于男性,损伤好发年龄为10~19岁。篮球运动中损伤的发生与受伤时的动作密切相关,常见的动作有:着地、方向转变、突然停球、跳跃、单腿旋转和冲撞等。篮球运动中损伤的好发部位是膝、踝和腰等。常见的损伤是膝关节前交叉韧带损伤、髌骨软骨病、膝关节侧副韧带损伤、膝关节半月板损伤、踝关节扭伤及急性腰扭伤等。

国外的研究发现,在篮球运动中面部损伤的发生率为16%。最常见的损伤类型是擦伤、裂伤和挫伤。常见的损伤部位是眼眶和颧弓的骨突出部位,多见于篮球抢夺篮板球时被对方手指(36%)和肘(29%)碰撞引起。在美国,每年大约有100 000例与运动有关的眼部损伤发生。一些地区眼部损伤最常见于篮球运动。角膜损伤和眶骨骨折也经常可见。移动的手指或肘撞击眼球可导致薄弱的眶内侧壁或眶底部骨折。

美国一项为期5年的研究表明,与篮球有关的损伤中牙损伤占6.7%。牙损伤通常发生于与另一运动员相接触时,一半的损伤发生于运动中,最常见的损伤是牙断裂和牙撕脱。

在篮球运动中,运动员头与头相撞击,最常见的损伤是鼻骨骨折。

篮球运动员手损伤的发生率为19%,接球时手的动作不正确或断球时手指过于紧张伸直均易造成手的损伤。近端指间关节和掌指间关节扭伤占篮球运动手损伤的90%。

篮球运动员在各种封堵、抢打、躲闪和蹲身突然跃起活动中都是以腰部为枢纽带动肢体完成的,因此腰部损伤在篮球运动中也经常发生。在姚鸿思对中国篮球运动员运动损伤的调查中发现,腰部损伤的发生率为8.72%,患病率位于篮球运动损伤的第3位。腰部损伤易发生的部位为竖脊肌、腰背筋膜、腰骶和骶髂关节及韧带等。

膝关节是篮球运动损伤最多的部位,这与篮球的专项技术特点有很大关系。诸多的篮球技术动作,如进攻、防守、制动、起跳和上篮等,均要求运动员保持在半蹲位姿势,预先拉长股四头肌,使膝关节的发力最大,关节活动最灵活。半蹲位时膝关节处于负荷最大、关节最不稳定的状态。在运动中易遭受各种致伤因子的侵害,导致膝关节损伤。雷芎生的调查显示,在篮球运动中膝关节损伤发生率可高达48.3%。而且膝关节的损伤与专项训练年限密切相关,运动训练时间越长,膝关节损伤的发生率越高。由于大多数的运动员起跳腿是左腿,在滑步、运球转身时,也常将左腿伸向前方或将左腿作为中枢腿。因而,左腿易受到直接的冲击或被动扭转。左膝关节损伤可占膝关节损伤的77.2%,明显高于右膝。有调查发现,女性膝关节损伤发生率高于男性。髌骨骨软骨病(篮球膝)是最常见的损伤类型(40.3%),其他常见的损伤还有侧副韧带损伤(15.8%)、髌骨下脂肪垫损伤(8.8%)等。髌骨软骨病是最影响篮球运动训练与技术发挥的损伤,其发生主要是由于滑步进攻与防守、急停与踏跳上篮等局部训练过多有关。少年篮球运动员,由于胫骨粗隆与胫骨上端之间由骺软骨相连,膝关节的反复屈伸对胫骨粗隆产生很大的牵扯,使局部供血不足,可形成胫骨粗隆骨软骨炎。

踝关节损伤是篮球运动的一种常见损伤。许多调查证实,在篮球运动中踝关节损伤的发生率仅次于膝关节。国外一项为期6年的研究发现,篮球运动踝部的损伤发生率为33%。踝扭伤是最常见的损伤类型。

跟腱损伤在篮球运动中时有发生。跟腱在跑步时承受8倍体重的张力,激烈运动时承受的张力更高。高大的篮球运动员的一次有力踏跳,跟腱承受的拉力可达800kg以上。一场比赛的跳跃次数平均在200次左右。长期过度负荷易产生跟腱周围炎甚至引起跟腱断裂。跟腱损伤易发生于距跟骨附着点4~6cm处,此处跟腱的血供最差,腱横截面积最小。跟腱的血供随年龄增加而逐渐减少,跟腱损伤的发生随年龄增加而增多。

4.6　排球运动损伤的特点

排球运动是一项时限性极其苛刻的高强度体育运动,比赛时间长、对抗性强,运动员很容易受伤。国内调查排球运动的损伤率为68.88%。从起跳扣球至落地的整个过程中,急慢性损伤可发生在多个部位(图4.3)。排球运动中最多见的是手指部的损伤,包括骨折、脱位和韧带腱板的损伤。

在排球运动中,运动员击球位置没掌握好、缺乏准备活动、球过重或气过足均可引起手指挫伤。防守中拦网时,手指关节扭伤、骨折和脱位也较常见。排球运动员拦网时,由于肌力不足或技术错误可引起肘关节被动外翻而致伤。

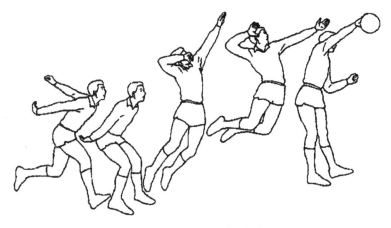

图 4.3 排球的起跳扣球动作。

肩部是排球运动员常见的损伤部位，以肩袖损伤肱二头肌腱鞘炎最为常见。肩袖损伤的主要原因是技术动作不正确和局部负荷太大。扣球是排球比赛中主要的得分手段。在训练及比赛中，频繁挥臂扣球可使肩部软组织处于长期超负荷状态，引起肩部软组织的慢性劳损。当上臂外展 90°屈肘扣球时，冈上肌肌腱在肩峰和肱骨间受到挤压和研磨，容易造成损伤。发球不正确可引起肱二头肌腱鞘炎。扣球姿势不正确或过劳可引起肩胛上神经麻痹。排球救球后的侧后翻可引起肩关节扭伤及脱位。运动员在完成勾手发球、扣球及转肩等动作时，肱骨头在肩峰下滑动可造成对滑囊的挤压和摩擦，长期的机械刺激可形成肩峰下滑囊炎。发球动作不正确，容易造成肩部肌肉拉伤。击球时肩过高后伸可引起肩峰撞击综合征。

在排球运动中，膝关节损伤率最高。排球运动的技术动作，大部分是在起跳腾空、半蹲状态或移动中完成的，膝部的负荷重，易发生损伤，且以慢性损伤为主。在排球运动中，运动员的左右滑步较多，因而易引起膝关节内侧副韧带损伤。运动员在前后移动和起跳扣球、传球及拦网的过程中，易引起膝关节半月板的损伤。排球的扣球和发球技术都要求运动员全力起跳，大力量的起跳和落地是由股四头肌的收缩来完成的，股四头肌强烈的收缩使得髌骨和股骨发生碰撞，反复的撞击极易损伤髌骨和股骨的软骨，造成髌骨–股骨关节病。

运动员跳起落地后，踝关节担负着全身的重量，由于排球比赛网前争夺激烈，扣球、拦网后落地时，相互踏踩碰撞可引起踝关节损伤或第五跖骨基底部骨折。在排球运动中踝关节的损伤以重度损伤为主。沙滩排球由于裸足、地软，造成运动员转换方位比较困难,踝关节扭伤明显高于硬地赛场。

4.7 羽毛球运动损伤的特点

羽毛球飞行的最快速度为 20m/s,要求运动员起跳快、弹跳快、击球快、回位快和位移快。羽毛球运动员的运动量和运动强度均较大,对技术的要求也较高,因而运动员的运动创伤发生率较高。在任玉衡的报道中,中国优秀羽毛球运动员的损伤率为 67.59%,男子的损伤率为 75.71%(53/70),女子的损伤率为60.00%(45/75),男女无显著性差异。在调查的 65 种损伤中,腰背肌筋膜炎为17.24%,肩袖损伤为 6.90%,髌腱末端病和外踝扭伤各为 5.52%。

羽毛球运动所要求的是反应的敏捷性、关节的柔韧性和肌肉的爆发力。相对网球的发力击球动作而言,羽毛球运动员挥拍击球动作更强调肘、腕的发力和灵活性,因此,羽毛球运动创伤的发生与专项特点和训练过多有明显的关系。进行羽毛球运动时,身体的负荷主要集中于上肢肩胛带、肘部和腰部,使这三处成为损伤的好发部位,并以慢性损伤为主。羽毛球运动员在击球瞬间常常有突然翻腕和前臂旋前动作,使球拍加速,以获得最高的球速。这时,前臂伸肌群在收缩状态下被强制牵伸,可发生前臂伸肌群在肘部止点的急性损伤。反复的屈腕动作和前臂过度旋转,微小损伤的积累即可造成肱骨外上髁炎。击球前的预摆动作形成的肘外翻倾向,对肘内侧的关节囊、内侧副韧带尤其是前斜束纤维等造成牵拉,导致肱骨内上髁炎。

腕关节长期大范围的负重活动可导致桡腕关节及三角软骨盘的慢性劳损。

羽毛球运动中,运动员常在膝处于半屈位的状态下反复跳跃、冲跑,腿部着地时应力集中于膝部,易产生膝部损伤。常见的膝部损伤为髌韧带上部及髌骨软骨过劳性损伤。专业羽毛球运动员的运动量和强度极大,比赛时运动员身体动作的应变性和突发性很大,因此,比赛中意外损伤的发生率也较高,如踝关节扭伤、腘绳肌拉伤和膝关节扭伤等。

4.8 乒乓球运动损伤的特点

乒乓球运动是一项速度快、变化多、动作结构较复杂、竞争激烈的运动。乒乓球运动员的创伤发生与专项训练有密切的关系,尤其是专项技术动作训练的运动量、密度、强度较大,连续训练时间较长,造成运动员疲劳,局部负担过重。

近年来,国内优秀选手的比赛和训练的密度安排日趋上升,使得损伤的发生概率增加。任玉衡(2000)报道,中国优秀乒乓球运动员的损伤率为 34.74%(107/308),其中,男子的损伤率为 30.86%(50/162),女子的损伤率为 39.04%(57/146),男女无显著性差异。常见病、多发病的患病率为:腰背部肌筋膜炎为8.12%,肩袖损伤为 5.84%,髌腱末端病为 4.54%,腕三角软骨损伤为 2.27%。陈中伟(1996)引用的日本体协运动科学研究报道结果与此接近(147 例乒乓球运动创伤中,腰部为 23.5%,膝关节为 13.4%,肩关节为 10.1%)。

乒乓球运动的基本动作包括击球动作、步法和全身协调动作。击球动作,如扣杀、削球、提拉、推挡等,主要与肩、肘、腕关节的柔韧性和肌力有关,尤其取决于腕部的屈伸、桡倾、尺倾动作,前臂旋内、旋外的速度和肌力。手指的精细动作和肌力,能有效控制球路的方向和球速。步法是髋、膝、踝关节柔韧性的表现。股四头肌、大腿部屈膝肌、小腿三头肌的肌力是步法灵活的保证。全身动作,主要是腰部动作,腹肌具有控制躯体左右摆动时的柔软性、力度、收缩速度以及全身平衡感觉的能力。因而,乒乓球运动损伤的好发部位为腰部、肩部和膝部。

乒乓球运动员的损伤性腰痛除常见的腰背部肌筋膜炎外,还涉及腰肌劳损、腰椎间盘突出症、椎弓崩裂和滑脱等。这些都与腰部肌肉的过度使用和快速突然的回旋活动有关。

乒乓球运动员肩部损伤主要是由过度使用所造成,尤其是过度练习单一动作或技术不标准。运动员每日训练抽杀或提拉等动作数千次,可造成肩袖、肱二头肌长头肌腱的损伤,以及肩关节周围炎等。

膝关节痛多为髌腱末端病改变或半月板损伤。膝关节结构的损伤可导致步法移动的灵活性下降。

乒乓球的打法分为快攻型、削球型、弧圈型三大类,不同打法易损伤的部位有所不同。

快攻型打法的主要技术是正手攻球和反手推挡。扣杀是主要的得分手段。在扣杀中集中全身力量,通过臂、腕、手击球具有很大的爆发性,因而肩部、腕、手是运动损伤的好发部位。正手扣杀过多、过猛,易引起肩袖损伤和肱二头肌腱鞘炎。肩外展大板扣杀练习过多可引起肩外展综合征。

削球型打法的运动损伤好发于下肢与躯干部。削球型打法下肢的活动较多,膝关节常处于半屈曲位,呈不稳定状态,易发生损伤。运动员还需要利用腰部动作来获得回击球的时间和空间,易引起腰部损伤。横拍运动员反拍削球练习过多可引起肱骨外上髁炎。

弧圈型打法运动损伤的好发部为腰部与肩部。运动员拉弧圈球的质量高低,很大程度上取决于腰部肌肉用力的大小。握拍手侧腰部肌肉的负荷很重,而对侧肌肉处于相对松弛的状态,易引起腰部损伤。接弧圈球时,手臂的动作是以肩为轴,大臂带小臂,肩关节负荷过重易引起肩损伤。

4.9 网球运动损伤的特点

网球是一项风靡世界的大众化运动,由于网球运动量较大,技术动作比较复杂,损伤也就不可避免。任玉衡(2000)报道,中国优秀网球运动员的损伤率为50.47%(54/107),其中,男子的损伤率为65.46%(36/55),女子的损伤率为34.62%(18/52),男女具有显著性差异。脊柱损伤为28.38%,膝关节损伤为20.27%,肘关节损伤为17.57%。陈中伟(19%)引用的国外报道结果与此近似。绝大多数损伤为慢性损伤或急性转慢性损伤。

网球运动是一种挥拍运动,一场比赛挥拍的次数不少于千次,大力发球的速度达150~200km/h,因而上肢是运动中常见的损伤部位。其中肘关节损伤最常见。当网球运动员正反手击球挥拍或高压扣球发球时,由于过分伸展肘关节,使关节附近的肌腱嵌入肱骨上髁,引起肱骨外上髁炎即网球肘。网球肘在老运动员中普遍存在。

在一场高水平的网球比赛中,运动员所跑的路程超过5km。参赛运动员身体动作的应变性和突发性也很大,而且移动距离更远,因此,比赛中意外损伤的发生率也较高,主要表现在肌肉及肌腱的牵拉和关节扭伤。陈中伟(1996)引用的日本体协1986年进行的调查显示,最常见的是踝关节韧带损伤47.5%,其次为小腿肌肉撕裂伤19.8%,膝部扭伤8.6%,跟腱断裂4.5%。身体疲劳情况下参赛,会增加意外损伤的危险性。训练和比赛场地的条件不佳,尤其是草地和泥土地赛场,也是引起急性损伤的常见原因。

4.10 摔跤运动损伤的特点

摔跤是集敏捷反应、爆发力、体能技巧和体育精神于一体的一种运动,是具有身体接触和攻击性的高强度对抗项目。急性损伤的发生频率依次为肩、膝、手、肘、踝、胸部和腰,慢性损伤的发生率依次为膝、腰、肘、肩和踝。

膝部损伤最常见,约占摔跤运动创伤的一半。膝部损伤以韧带损伤为主,多为膝内侧副韧带损伤,其次是半月板损伤。这是因为摔跤动作常常将对手的体重集中到自己的膝关节侧方所致。腰部损伤的发生也较为常见,青少年运动员多为椎弓崩裂、腰椎后关节突骨折,成年运动员多为腰突症。急性外伤以肩关节脱位最为常见。此外,肢体和肋骨的骨折与脱位、脑震荡及其他的小损伤也比较常见。典型的如"菜花耳",是由于耳郭挫伤处理不当而继发耳郭畸形,常需手术矫正。

4.11　射击运动损伤的特点

射击是一种静止性运动,与其他运动项目相比,运动创伤较少,损伤多为慢性。长时间托枪练习,可引起桡骨茎突部狭窄腱鞘炎。在卧射过程中,为了保持身体平衡,脊柱负担明显增加,易出现腰痛和肩颈痛。从事专项运动时间较长的运动员,易出现姿势性的脊柱变形。

其他的损伤有尺管综合征、肘管综合征和膝痛等四肢的慢性轻微损伤,多数情况下不影响训练和比赛。

4.12　武术运动损伤的特点

武术是以踢、打、摔、拿、击刺与各种器械结合而成的一项技术动作复杂的体育项目,损伤的发生率也较高,为67.59%。肌肉韧带损伤、关节扭伤、软骨组织损伤是常见的损伤类型。武术中常见损伤原因是使用过度,如各种桩法所致的髌骨劳损,腾空转体、旋子所造成的腰肌劳损。在武术运动中,常有肩关节较大幅度的运动,在运动时肩肘受到持续牵拉磨损,易造成慢性肩肘损伤。持器械运动较多的运动员,易引起内、外上髁的慢性炎症。腕关节软骨板损伤常见于腕关节活动频繁、幅度较大,并有负重或承重时。

武术运动十分强调腰部在全身动作中的"主宰"作用。许多动作都是以腰为主宰变换动作,如仰身涮腰抱枪、乌龙盘打等。因此,对腰的柔韧性要求高,运动员每天都要完成各种腰部的柔韧性和力量性练习,如俯腰、甩腰、涮腰和下腰等。训练方法不当,腰部承受负担量大,疲劳堆积,易造成腰肌劳损,且腰部损伤也最为常见。训练的时间越长,越易发生劳损。腰部负荷过大,还易使腰部的棘间软组织相互挤压，棘突间相互撞击，引发棘间韧带损伤和棘突症。

武术运动对全身的柔韧性要求较高。如柔韧性差，在运动中就会经常发生肌肉、韧带损伤和关节扭伤。在做劈叉、正压腿、正踢腿等动作时，如运动员柔韧性差，就会导致大腿后肌群、内收肌群、股二头肌和髋关节韧带等拉伤。

运动员练习旋风脚盘脚，起跳时膝关节处于屈曲内旋状态，容易损伤半月板。落地时要求双腿交叉，臀部着地，身体前俯，这种姿势易造成梨状肌拉伤，引发梨状肌综合征。武术运动的虚步、弓箭步、马步等动作，膝关节常处于半蹲位，如运动量过大，膝关节负荷过重，易产生髌骨劳损。在学习旋风脚时，由于高度不够或上身后仰，就会导致落地不稳而造成踝关节扭伤。武术中有许多跳跃、跌扑、滚翻的技术，要求落地要稳，不允许各关节过分缓冲，因而局部负担过重，可引起半月板损伤和足部脂肪垫压伤。

散手是武术对抗最激烈的运动之一。双方运动员运用拳打、脚踢和快摔的技术进行对抗，运动损伤的产生不可避免。散手运动员训练时以慢性损伤为主，比赛时以急性损伤为主。头面部的损伤最常见，主要的损伤类型是擦伤。

在散手运动中骨折的发生率非常高，梅海宁的报道结果为28%，上肢骨折发生率高，占67.26%。上肢易发生骨折的部位从高到低依次为：第一掌骨骨折、肱骨髁骨折、Smith骨折（屈曲型桡骨远端骨折）、尺桡骨双骨折、Colles骨折（桡骨下端的骨松质骨折）、尺骨鹰嘴骨折和肱骨干骨折，下肢骨折发生率为27.87%，易骨折部位从高到低依次为内外踝、第一跖骨、胫腓骨、髌骨和股骨干骨折。

第5章 常见运动损伤

5.1 足部损伤

5.1.1 踇外翻

1. 描述

事实上,踇外翻是一种解剖畸形,指踇趾在第一跖趾关节处向外侧(即第二脚趾方向)偏斜移位。踇外翻患者常出现踇囊。踇囊是指在踇外翻畸形中出现的明显的内侧突起。但一般情况下 这两个名词可互换使用。相比男性患者,女性患者更易出现踇囊。据报道,2003 年美国 200 万人出现踇囊,大约每 51 人中就有 1 人患有踇囊。

2. 症状

● 踇外翻最终会导致疼痛及不适。

● 肿块处的皮肤会发红、出现水泡且易被感染。

● 此区域的皮肤下可能出现滑液囊,如果滑液囊出现炎症,将引起患者疼痛。

3. 产生原因

● 穿高跟鞋或者尖头鞋。

● 过紧的跑鞋或训练鞋。

● 受累足同侧下肢过度旋前。

● 核心稳定性下降(可能由内脏炎症引起)。

● 下交叉综合征

4. 治疗方法

● 矫正穿鞋习惯。平时尽量穿着较宽松舒适的鞋子,保证脚趾有足够的活动空间。最好不要穿高跟鞋。

●进行矫正训练防止受累下肢过度旋前。

●进行力量训练。力量训练应从肌肉等长收缩训练开始,然后是向心收缩训练,最后增加离心收缩训练。

●某些严重踇外翻病例需要进行手术矫正。

5. 锻炼方法

(1)拉伸运动:在没有疼痛感的前提下,拉伸所有髋关节、膝关节及踝关节紧张的肌肉。具体拉伸肌肉因人而异。

(2)强化力量:针对臀大肌、臀中肌、臀小肌、腹横肌和腹外斜肌等肌肉进行力量训练。

6. 锻炼方式(详见第 6 章)

●四点支撑吸腹。

●内收肌拉伸。

●弓步(单腿前蹲)。

5.1.2 跖骨骨折

1. 描述

足部一般共有 5 根跖骨,位于后足部跗骨与前足部的近节趾骨之间。跖骨在站立支撑及行走推进过程中都起到重要作用。外伤、过度内旋及过度使用都可能导致跖骨骨折。大多数运动过程中都有可能发生跖骨骨折。

2. 症状

●患者感到足中部有渐进、持续的严重疼痛。

●患者由于剧烈疼痛感到无法负重。

●骨折 1~2 天后可能出现肿胀及瘀青。

3. 产生原因

●碰撞类外伤,如穿着足球鞋时,用足底踢碰可能导致跖骨骨折。

●跳起后落地时,踝关节扭转导致落地不稳。

●过度使用,如长跑运动员过度训练;此时主要累及第二三或第四跖骨;此类损伤在跑步运动员及体操运动员中常见。

●受累下肢过度旋前也可能会导致跖骨的应力性损伤。

4. 治疗方法

(1)急性骨折

● 如果怀疑出现跖骨骨折,应尽快就医,接受 X 线片检查。

● 骨折后 24～48 小时内,应用 RICE 方法,避免发生进一步损伤,同时加快愈合速度。

● 通常情况下,会给踝关节打上石膏来固定这个区域,同时还会间歇性进行冰敷。

● 第五跖骨基底部骨折时,有时需要进行手术治疗,以加快愈合速度。

(2)急性骨折后:缓慢、逐渐增加伤处活动及锻炼强度。应力性骨折还应增加下肢旋前相关肌肉的力量训练。

5. 锻炼方法

(1)拉伸运动:在没有疼痛感的前提下,拉伸踝关节。踝关节拉伸运动越早进行越好,这样才能恢复踝关节的活动范围。

(2)强化力量:一旦患者可以负重且炎症反应已经消退,应该针对以下肌肉进行力量训练:臀大肌、臀中肌、臀小肌、腹横肌和腹外斜肌。对这些肌肉进行力量训练可以预防应力性骨折再次发生。

6. 锻炼方式(详见第 6 章)

● 平衡板深蹲。

● 四点支撑吸腹。

● 弓步(单腿前蹲)。

5.1.3　足底筋膜炎

1. 描述

足底筋膜起源于跟骨粗隆,附着于跖骨头及近节趾骨基底部。它是支撑足纵弓的结缔组织,实质为厚纤维带。足底筋膜炎实际上是一种炎症反应,但通常伴有退行性病变,因此可称为足底筋膜炎。这种损伤占美国所有运动损伤的5%~14%。足底筋膜炎不是特异性的,在运动员和非运动员中均有发生。

2. 症状

● 患者有疼痛感,起点为跟骨内侧,沿足底筋膜有放射状的疼痛感。

● 患者晨起时,疼痛感最为强烈,而后常缓解。一日内疼痛感逐渐加重,活动强度或时间增加时疼痛感也会加重。

3. 产生原因

- 缺乏踝关节背屈运动,即腓肠肌或比目鱼肌收缩产生的运动。
- 姆僵硬,即姆趾伸展受限。
- 受累下肢过度旋前(即重力模式)。这可以是由于臀大肌、臀中肌和腹部肌肉力量不足引起的。下交叉综合征也可能会导致足底筋膜炎。

4. 治疗方法

(1)急性炎症

- RICE 方法。
- 夜间进行夹板或绷带固定。

(2)急性炎症后

- 按摩或自行按摩(自行进行足底筋膜的放松)。
- 矫正训练。
- 力量训练应从肌肉等长收缩训练开始,然后是向心收缩训练,最后增加离心收缩训练。
- 进行标准抗感染治疗。

5. 锻炼方法

(1)拉伸运动:逐渐进行腓肠肌和比目鱼肌拉伸训练,以增强踝关节的背屈运动能力。

(2)强化力量:针对臀大肌、臀中肌、臀小肌、腹横肌和腹外斜肌等肌肉进行力量训练。

5.1.4 网球趾

1. 描述

网球趾是趾甲下方受到挫伤或瘀伤引起的黑趾甲,通常发生在第二个脚趾或者最长的脚趾。

2. 症状

一旦趾甲变黑,需要通过检查做出诊断。运动员会感到疼痛,但伤势并不严重。

3. 产生原因

这种病症是穿的鞋太小或者鞋带系得不够紧导致脚过度靠前引起的血凝

块,即脚趾向前滑动撞在鞋头上。

4. 治疗方法

一般不需要治疗,一旦下面长出新的趾甲,旧的趾甲就会脱落。

5. 锻炼方法

网球趾不需要停止体育运动。在允许的范围内,运动员可以尽可能保持运动。

5.1.5　足跟瘀斑

1. 描述

重复性跳跃、急转方向、扭转身体或转身都给足跟皮肤内的小血管带来切变应力。当这些血管出血时,它们会导致脚跟变黑,因此得名足跟瘀斑或黑脚跟。尽管运动员可能感觉不到足跟瘀斑,但是可能会注意到它并产生忧虑。其最常见于年轻运动员、跑步运动员、举重运动员、网球运动员和登山运动员。

2. 症状

脚跟后部或底部出现无痛蓝黑色斑点或变色。

3. 产生原因

重复性跳跃、急转方向、扭转身体或转身。

4. 治疗方法

这些无症状的变色一般不需要治疗,但是足跟垫有助于病症更快消失。如果病症持续超过 1 周,运动员应咨询医生,以确保不是其他更严重的问题,如恶性皮肤癌。

5.1.6 草皮趾

1. 描述

草皮趾是由非常暴力的损伤引起的,通常发生在接触类体育运动中,如美式橄榄球、篮球和足球。发生情形为一个运动员跌倒在另一个运动员的脚上,导致后者的第一跖骨趾关节向上移动极大的角度,撕裂大脚趾基部下方的籽骨附着处。和许多骨科伤害一样,草皮趾根据损伤的程度分为Ⅰ级、Ⅱ级或Ⅲ级。

2. 症状

●症状包括疼痛、肿胀、瘀青。

- 跖球部负重困难。

3. 产生原因

- 由暴力引起的损伤

4. 治疗方法

- 草皮趾是严重的损伤,有可能导致长期残疾。通常情况下,需要做手术来恢复骨头的正常解剖结构。

- 保守治疗方法包括用绷带缠绕脚趾和穿硬底鞋,以减少脚趾的活动和促进愈合。

5.1.7　蓝趾综合征

1. 描述

蓝趾综合征类似于网球趾,但会影响到整个脚趾而不只是趾甲。它是鞋头重复撞击脚趾导致的。这种重复性创伤会导致甲床下方轻微出血。蓝趾综合征常见于长跑运动员和鞋头狭窄的运动员。

2. 症状

蓝趾综合征会导致脚趾变成紫色,而且出现阵痛。脚趾可能多少会肿胀。第一个和第二个脚趾最常受到影响。

3. 产生原因

通常情况下,这种病症只与过度使用有关(即跨步次数过多)。

4. 治疗方法

PRICE 原则很有帮助。对鞋做适当的修改通常是有必要的,以提供更多的支持和消除脚趾的压力。鞋头不应太僵硬。可能还需要使用鞋内的矫形物。

5.1.8　鞋带压力综合征

1. 描述

如果运动员的鞋带系得太紧或者鞋舌和鞋的顶部太紧,就可能发生鞋带压力综合征。

2. 症状

鞋带综合征会导致鞋带下方的脚背出现疼痛、麻木或刺痛。症状可能放射到脚趾。

3. 产生原因

鞋带系得太紧或者鞋舌和鞋的顶部太紧。

4. 治疗方法

一旦通过适当的诊断研究排除了其他原因,只需要将鞋带绑松点就可缓解症状。请记住,在白天脚会膨胀变大。运动员应该在傍晚购买跑步鞋或运动鞋时,要穿类似于跑步期间或参加体育运动期间所穿的袜子。

5. 锻炼方法

如果没有其他问题,运动员只需换上合适的鞋子便可运动。

5.2　踝关节与胫部损伤

5.2.1　跟腱炎

1. 描述

顾名思义,跟腱出现炎症反应即为跟腱炎。跟腱将腓肠肌和比目鱼肌连接至跟骨。跟腱炎也常被称为跟腱病变,因为患者跟腱常存在退行性病变。这种损伤占美国所有运动损伤的11%。在经常进行跳跃运动的运动员中更为常见,如篮球运动员及排球运动员等。

2. 症状

(1)急性跟腱炎

- 患者在2~3天时间内逐渐出现疼痛感。
- 在运动刚开始的时候出现疼痛感,继续运动后疼痛感逐渐减轻。
- 休息后疼痛感减轻。
- 触碰时有疼痛感。

(2)慢性跟腱炎

- 患者在数周至数月的时间内逐渐出现疼痛感。
- 在运动过程中患者持续出现疼痛感,上坡时疼痛感更加明显。
- 晨起时或休息后,跟腱僵硬且有疼痛感。
- 在足跟上2~4cm处,跟腱上可能出现小结节。
- 触碰时有疼痛感。
- 跟腱肿胀或增厚。

● 伤处皮肤可能会发红。

3. 产生原因

● 受累下肢过度旋前。

● 核心稳定性下降(可能由内脏炎症引起)。

● 下交叉综合征。

● 腓肠肌紧张。

● 过度足跟缓冲(跑步过程中跟腱承受反复过度牵张力)。

● 过度训练。

● 突然增加训练强度或频率,尤其是上坡跑训练。

4. 治疗方法

(1)急性炎症:炎症发生后的 24～48 小时内,应用 RICE 方法处理,避免发生进一步损伤,同时加快愈合速度。

(2)急性炎症后

● 利用绷带包扎。

● 运动按摩。

● 矫正训练,帮助患者逐渐恢复训练及比赛。

● 矫正穿鞋习惯。

● 力量训练应从肌肉等长收缩训练开始,然后是向心收缩训练,最后增加离心收缩训练。

● 如果患者跟腱已经完全撕裂,需要进行手术治疗。

5. 锻炼方法

(1)拉伸运动

● 逐渐进行腓肠肌和比目鱼肌拉伸训练。

● 在没有疼痛感的前提下,拉伸所有髋关节、膝关节及踝关节的肌肉。具体拉伸肌肉因人而异。

(2)强化力量:一旦患者可以负重且炎症反应已经消退,应针对以下肌肉进行力量训练:腓肠肌、比目鱼肌、臀大肌、臀中肌、臀小肌、腹横肌和腹外斜肌。

6. 锻炼方式(详见第 6 章)

● 腓肠肌拉伸。

● 平衡板深蹲。

● 弓步(单腿前蹲)。

5.2.2　跟腱撕裂

1. 描述

跟腱撕裂即跟腱完全撕裂。跟腱也可称之为跟骨腱。它将腓肠肌和比目鱼肌连接至跟骨。跟腱撕裂常发生于年纪较长的男性业余运动员。

2. 症状

● 患者会突然出现剧烈疼痛感。

● 撕裂时常会出现"砰"或"咔嚓"的声音。

● 患者不能负重,也无法行走。

● 肿胀。

● 腓肠肌向膝部方向上移、堆积。

3. 产生原因

● 腓肠肌从离心收缩到同心收缩的快速变化。

● 受累下肢过度旋前。

● 核心稳定性下降(可能由内脏炎症引起)。

● 下交叉综合征。

● 跟腱撕裂常发生于冲刺运动中,未经过专业训练的运动者更易发生。

4. 治疗方法

(1)急性撕裂

● 跟腱完全撕裂者,需要进行手术治疗。

● 撕裂发生后的 24~48 小时内, 应用 RICE 方法处理, 避免发生进一步损伤,同时加快愈合速度。

(2)急性撕裂后

● 利用绷带包扎。

● 运动按摩。

● 矫正训练,帮助患者逐渐恢复训练及比赛。

● 力量训练应从肌肉等长收缩训练开始,然后是向心收缩训练,最后增加离心收缩训练。

● 矫正穿鞋习惯。

5. 锻炼方法

(1)拉伸运动

● 逐渐进行腓肠肌和比目鱼肌拉伸训练。

● 在没有疼痛感的前提下,活动所有髋关节、膝关节及踝关节的肌肉。具体拉伸肌肉因人而异。

(2)强化力量:一旦患者可以负重且炎症反应已经消退,应针对以下肌肉进行力量训练:腓肠肌、比目鱼肌、臀大肌、臀中肌、臀小肌、腹横肌和腹外斜肌。

6. 锻炼方式(详见第 6 章)

● 腓肠肌拉伸。

● 平衡板深蹲。

● 弓步(单腿前蹲)。

5.2.3　踝关节扭伤

1. 描述

踝关节扭伤是指踝关节的一条或几条韧带发生一级、二级或三级撕裂。目前,踝关节扭伤是最常见的运动损伤。在美国每年约有 840 万人因踝关节扭伤就医,而英国约有 150 万人。踝关节内翻扭伤最为常见,内翻扭伤中多为外侧副韧带损伤。胫腓韧带是踝关节最常扭伤的韧带。

2. 症状

(1)一级撕裂

● 轻微疼痛。

● 踝关节可能出现轻微肿胀。

● 踝关节出现一定程度的僵硬,导致行走或跑步困难。

(2)二级撕裂

● 中等或剧烈疼痛。

● 踝关节肿胀、僵硬,也可能出现瘀青。

● 踝关节出现一定程度的不稳定性。

● 行走困难。

(3)三级撕裂

● 极其剧烈的疼痛后疼痛感消失。

● 踝关节出现严重的肿胀、僵硬及瘀青。

● 踝关节严重不稳定。

● 患者无法负重。

3. 产生原因

● 足极度内翻或极度外翻。

● 受累下肢过度旋前。

● 核心稳定性下降(可能由内脏炎症引起)。

● 下交叉综合征。

● 碰撞类外伤,如车祸或足球橄榄球等运动中站立位进行拦截等动作。

4. 治疗方法

(1)急性扭伤:患者疑似前十字韧带扭伤时应立即就医,寻求专业帮助。扭伤发生后的 24~48 小时内,应用 RICE 方法处理,避免发生进一步损伤,同时加快愈合速度。

(2)急性扭伤后

● 在患者没有疼痛感的前提下,活动踝关节。

● 运动按摩及矫正训练。

● 力量训练应从肌肉等长收缩训练开始,然后是向心收缩训练,最后增加离心收缩训练。

● 踝关节韧带完全撕裂时,需要进行手术治疗。

5. 锻炼方法

(1)拉伸运动

● 一旦炎症反应消退,患者应在没有疼痛感的前提下平缓地活动踝关节,以保证踝关节可以完全恢复至伤前的活动范围,同时适当活动可以使瘢痕组织更好的生长排列。

● 在没有疼痛感的前提下,活动所有髋关节、膝关节及踝关节的肌肉。具体拉伸肌肉因人而异。强化力量

● 一旦患者可以负重且炎症反应已经消退,应针对以下肌肉进行力量训练:臀大肌、臀中肌、臀小肌、腹横肌和腹外斜肌。

6. 锻炼方式(详见第 6 章)

● 腓肠肌拉伸。

- 平衡板深蹲。
- 弓步(单腿前蹲)。

5.2.4　胫骨前肌综合征

1. 描述

小腿前腔室(包括胫骨前肌、踇长伸肌、趾长伸肌及第三腓骨肌)由筋膜包裹的区域内压力增加,导致弥漫性的紧绷感及触痛感。前腔室内空间有限,肌肉肿胀,或是外面包覆的筋膜过紧,都会使得这个腔室内的压力增大。

2. 症状

- 胫骨前肌区域出现肿胀及触痛感,并且止痛药物无法缓解此疼痛。
- 运动后疼痛更加剧烈。
- 踝关节背屈无力。
- 踝关节背屈或背伸时患者有明显疼痛感;脚趾屈曲或伸展时亦会出现疼痛感。
- 患者可感觉到胫骨前肌区域发热或麻木。
- 患者若未得到及时治疗,有可能发展为瘫痪。

3. 产生原因

- 碰撞类外伤、肌肉撕裂或肌肉过度使用等可以导致肌肉肿胀。
- 受累下肢过度旋前。
- 核心稳定性下降(可能由内脏炎症引起)。
- 下交叉综合征。
- 训练强度、持续时间、训练量或频率等突然增加;或者突然增加上坡跑训练。

4. 治疗方法

(1)急性损伤

- 损伤发生后的24~48小时内,应用 RICE 方法处理,避免发生进一步损伤,同时加快愈合速度。
- 标准抗感染治疗。

(2)急性损伤后:利用绷带包扎。

5. 运动按摩

(1)加热治疗

● 矫正训练,主要目的是提高患者下肢肌肉的平衡性,帮助其逐渐恢复训练及比赛。

● 力量训练应从肌肉等长收缩训练开始,然后是向心收缩训练,最后增加离心收缩训练。

● 患者有时需要接受手术治疗,以减小小腿前腔室内的压力。

6. 锻炼方法

(1)拉伸运动

● 一旦炎症反应消退,患者应逐渐进行足背屈、跖屈相关肌肉的拉伸运动,以保证踝关节可以完全恢复至伤前的活动范围。

● 在没有疼痛感的前提下,患者应拉伸所有髋关节、膝关节及踝关节的肌肉。具体拉伸肌肉因人而异。

(2)强化力量:一旦患者可以负重且炎症反应已经消退,患者应逐渐进行下半身所有肌肉的力量训练。

7. 锻炼方式(详见第 6 章)

● 胫骨前肌拉伸。

5.2.5　外胫夹

1. 描述

小腿前方(胫骨部位)区域的一般性疼痛有时被称为外胫夹。有时也被称为胫骨内侧牵拉性骨膜炎(即胫骨骨膜的炎症反应)或胫骨内侧应力综合征。女性更易出现外胫夹,一般为男性的 2~3 倍。外胫夹在跑步运动员、网球运动员、无挡板篮球运动员中比较常见,其他包含大量跑步、跳跃及冲刺的运动项目中运动员也经常出现外胫夹。13%的跑步运动员会出现外胫夹。

2. 症状

● 胫骨前肌下半部分有疼痛感。

● 在运动刚开始的时候出现疼痛感,继续运动疼痛感逐渐减轻。

● 运动或训练结束后,又出现明显疼痛感。

● 患者疼痛部位可能有肿胀、发红等症状。

3. 产生原因

● 小腿肌肉对骨膜的牵引力过强。

● 受累下肢过度旋前。

● 核心稳定性下降(可能由内脏炎症引起)。

● 下交叉综合征。

● 扁平足(功能性或结构性)。

● 与胫后区域相比,胫前区域力量不足。

● 训练强度、持续时间、训练量或频率等突然增加;或突然增加上坡跑训练。

● 在硬地面上跑步。

● 穿着不适合的鞋子或旧鞋。

4. 治疗方法

(1)急性损伤

● 损伤发生后的 24~48 小时内,应用 RICE 方法,避免发生进一步损伤,同时加快愈合速度。

● 标准抗感染治疗。

(2)急性损伤后:利用绷带包扎。

5. 运动按摩

(1)加热治疗:

● 矫正训练主要目的是提高患者下肢肌肉的平衡性,帮助其逐渐恢复训练及比赛。同时需要进行足跖屈肌群的拉伸训练及足背屈肌群的力量训练。

● 力量训练应从肌肉等长收缩训练开始,然后是向心收缩训练,最后增加离心收缩训练。

● 矫正穿鞋习惯。

6. 锻炼方法

(1)拉伸运动

● 一旦炎症反应消退,患者应逐渐增加足跖屈肌群的拉伸练习,以帮助踝关节完全恢复至伤前的活动范围。

● 在没有疼痛感的前提下,患者应活动所有髋关节、膝关节及踝关节的肌肉。具体拉伸肌肉因人而异。

（2）强化力量：一旦患者可以负重且炎症反应已经消退，患者应针对以下肌肉进行力量训练：胫骨前肌、臀大肌、臀中肌、臀小肌、腹横肌和腹外斜肌。

7. 锻炼方式（详见第 6 章）

● 瑞士球上仰卧伸髋。

● 拉力带交叉行走。

5.3　膝部损伤

5.3.1　前十字韧带扭伤

1. 描述

前十字韧带起源于股骨远端外侧髁的内面。发生前十字韧带断裂的主要原因是运动损伤，15~25 岁的专业运动员为多发群体，尤其是包含大量身体转动的运动，如篮球、足球及滑雪等运动。女性发生率高于男性。前十字韧带扭伤时，内侧副韧带及内侧半月板可能随之发生损伤。

2. 症状

● 膝部有疼痛感，膝部不稳定且出现肿胀。

● 伤侧膝部无法负重。

● 如果前十字韧带完全撕裂，发生损伤时会有明显的断裂声。

3. 产生原因

● 膝部扭转时易发生，如变向、身体转动过程中。

● 受累下肢过度旋前。

● 核心稳定性下降（可能由内脏炎症引起）。

● 下交叉综合征。

● 碰撞类外伤，比如车祸或足球、橄榄球等运动中以站立位进行拦截等动作。

4. 治疗方法

（1）急性损伤

● 损伤发生后的 24~48 小时内，应用 RICE 方法，避免发生进一步损伤，同时加快愈合速度。

● 患者疑似前十字韧带扭伤时，应立即就医，寻求专业帮助。

● 标准抗感染治疗。

（2）急性损伤后

● 运动按摩及加热治疗。

● 矫正训练，主要目的是提高患者下肢肌肉的平衡性，帮助其逐渐恢复训练及比赛。

● 力量训练应从肌肉等长收缩训练开始，然后是向心收缩训练，最后增加离心收缩训练。

● 如果患者前十字韧带完全撕裂，一般需要接受手术治疗。

5. 锻炼方法

（1）拉伸运动

● 一旦炎症反应消退，患者应该在没有疼痛感的前提下，逐渐平缓地活动膝部，以帮助膝关节完全恢复至伤前的活动范围，同时适当活动可以使瘢痕组织更好地生长排列。

● 在没有疼痛感的前提下，患者应拉伸所有髋关节、膝关节及踝关节的肌肉。具体拉伸肌肉因人而异。

（2）强化力量：一旦患者可以负重且炎症反应已经消退，患者应针对以下肌肉进行力量训练：臀大肌、臀中肌、臀小肌、腹横肌及腹外斜肌。

6. 锻炼方式（详见第 6 章）

● 四点支撑吸腹。

● 平衡板深蹲。

● 弓步（单腿前蹲）。

5.3.2 贝克氏囊肿（腘窝囊肿）

1. 描述

贝克氏囊肿也被称为腘窝囊肿，即半膜肌滑囊由于关节液积蓄而出现肿胀。肿胀部位恰好位于股骨内侧髁后。

2. 症状

● 膝部后方即腘窝区域出现肿胀，腓肠肌也可能会出现肿胀。

● 膝部后方有疼痛感，腓肠肌也可能会疼痛。

● 伤处皮肤发红。

● 屈膝时症状减轻。

3. 产生原因

● 半月板撕裂。

● 膝关节炎。

● 任何膝部损伤都可能导致贝克囊肿。

● 莱姆病患者可能出现贝克囊肿。

4. 治疗方法

(1)急性损伤

● 损伤发生后的 24~48 小时内,应用 RICE 方法,避免发生进一步损伤,同时加快愈合速度。

● 标准抗感染治疗。

(2)急性损伤后

● 运动按摩。

● 矫正训练,主要目的是提高患者下肢及腰－骨盆区域肌肉的稳定性,帮助其逐渐恢复训练(康复末期)及比赛,预防损伤再次发生。

● 力量训练应从肌肉等长收缩训练开始,然后是向心收缩训练,最后增加离心收缩训练。

● 在某些严重的病例中,需要借助手术的方法减轻肿胀。

5. 锻炼方法

(1)拉伸运动

● 一旦炎症反应消退,患者应该在没有疼痛感的前提下,逐渐平缓地活动膝部。以帮助膝关节完全恢复至伤前的活动范围,同时适当活动可以使瘢痕组织更好地生长排列。

● 在没有疼痛感的前提下,患者应逐渐活动并拉伸所有骨盆、髋关节、膝关节及踝关节的肌肉。具体拉伸肌肉因人而异。

(2)强化力量:一旦炎症反应消退,患者应针对以下肌肉进行力量训练:臀大肌、臀中肌、臀小肌、股四头肌、腘肌、腓肠肌、腹横肌和腹外斜肌。

6. 锻炼方式(详见第 6 章)

● 四点支撑吸腹。

● 平衡板深蹲。

• 弓步(单腿前蹲)。

5.3.3 髌骨软化(跑步膝)

1. 描述

跑步膝是由于髌骨下软骨受刺激造成的。目前普遍认为,膝部弯曲时髌骨与膝关节一侧产生摩擦,进而对软骨产生刺激,最终膝部前方产生疼痛感。跑步膝常见于青年健康运动员,尤其是自行车、体操、马术、划船、跑步、滑板、滑雪、足球、网球及排球运动员。女性损伤率高于男性。

2. 症状

• 膝部前方,髌骨附近有疼痛感。

• 疼痛感可能是深层的,并放射至膝部后方。

• 疼痛感可能时有时无,但是深蹲、跪和下坡时通常会激发出疼痛感。

3. 产生原因

• 受累下肢过度旋前。

• 核心稳定性下降。

• 下交叉综合征。

• 髂胫束(包绕大腿的深筋膜)过紧、髌骨错位。

• 神经瘤。

• 滑囊炎。

• 过度使用。

4. 治疗方法

(1)急性损伤

• 损伤发生后的 24~48 小时内,应用 RICE 方法,避免发生进一步损伤,同时加快愈合速度。

• 标准抗感染治疗。

(2)急性损伤后

• 运动按摩。

• 加热治疗。

• 矫正训练,主要目的是提高患者下肢肌肉的平衡性,帮助其逐渐恢复训练及比赛。

● 力量训练应从肌肉等长收缩训练开始,然后是向心收缩训练,最后增加离心收缩训练。

5. 锻炼方法

(1)拉伸运动

● 患者应该在没有疼痛感的前提下,逐渐平缓地活动膝部。以帮助膝关节完全恢复至伤前的活动范围,同时适当活动可以使瘢痕组织更好地生长排列。

● 在没有疼痛感的前提下,患者应逐渐活动并拉伸所有髋关节、膝关节及踝关节的肌肉。具体拉伸肌肉因人而异。

(2)强化力量:患者应针对以下肌肉进行力量训练:臀大肌、臀中肌、臀小肌、腹横肌和股外侧肌。

6. 锻炼方式(详见第 6 章)

● 四点支撑吸腹。

● 平衡板深蹲。

● 弓步(单腿前蹲)。

5.3.4 髌腱炎(跳跃者膝)

1. 描述

跳跃者膝实际上是一种髌腱(即韧带,起连接骨骼作用;髌腱是连接髌骨到小腿胫骨的肌腱结构)损伤。髌腱末端病患者的髌腱可能存在微损伤及胶原蛋白退化变性等症状。跳跃者膝常见于需要经常跳跃或频繁变向的运动员,如美式足球、篮球、保龄球、高尔夫球、体操、曲棍球、橄榄球和英式足球、滑板、滑雪、田径及排球运动员。

2. 症状

● 髌骨基底部有疼痛感。

● 触碰时有疼痛感。

● 伸膝时有疼痛感。

● 可能存在肌腱肥大。

3. 产生原因

● 受累下肢过度旋前。

● 核心稳定性下降(可能由内脏炎症引起)。

- 下交叉综合征。
- 过度使用(尤其是跳跃动作)。

4. 治疗方法

(1)急性损伤

- 损伤发生后的 24~48 小时内,应用 RICE 方法,避免发生进一步损伤,同时加快愈合速度。
- 标准抗感染治疗。

(2)急性损伤后

- 运动按摩。
- 加热治疗。
- 矫正训练,主要目的是提高患者下肢肌肉的平衡性,帮助其逐渐恢复训练及比赛。
- 力量训练应从肌肉等长收缩训练开始,然后是向心收缩训练,最后增加离心收缩训练。
- 病程较长的患者可能需要手术治疗。

5. 锻炼方法

(1)拉伸运动

- 患者应该在没有疼痛感的前提下,逐渐平缓地活动膝部。以帮助膝关节完全恢复至伤前的活动范围,同时适当活动可以使瘢痕组织更好地生长排列。
- 在没有疼痛感的前提下,患者应逐渐活动并拉伸所有髋关节、膝关节及踝关节的肌肉。具体拉伸肌肉因人而异。

(2)强化力量:患者应针对以下肌肉进行力量训练:臀大肌、臀中肌、臀小肌、腹横肌和腹外斜肌。

6. 锻炼方式(详见第 6 章)

- 四点支撑吸腹。
- 平衡板深蹲。
- 弓步(单腿前蹲)。

5.3.5　内侧软骨损伤

1. 描述

半月板是位于胫骨顶部的新月形软骨层。位于膝关节的半月板起减震缓冲作用,同时可以实现力在股骨和胫骨之间的转移。由于内侧半月板附着到内侧副韧带和关节囊,其损伤概率比外侧半月板高 5 倍左右。内侧半月板损伤时可能伴有内侧副韧带、前十字韧带损伤(三者同时发生时预后不佳)。半月板损伤在接触性运动中最为常见,如橄榄球和足球等存在大量冲撞或拦截动作的运动,或篮球、滑雪和网球等经常涉及扭动或转动等动作的运动。

2. 症状

- 膝部内侧有疼痛感。
- 损伤后 48 小时内膝部可能会肿胀。
- 伤侧膝部无法负重。
- 无法完成完全屈膝动作,且屈膝时有疼痛感。
- 膝部内部有"砰"或"咔嚓"的声音。
- 膝关节绞锁或打软。

3. 产生原因

- 变向或转动过程中膝部扭动。
- 受累下肢过度旋前。
- 核心稳定性下降(可能由内脏炎症引起)。
- 下交叉综合征。
- 撞击膝部外侧,如橄榄球或足球运动中的拦截碰撞。

4. 治疗方法

(1)急性损伤

- 损伤发生后的 24~48 小时内,应用 RICE 方法,避免发生进一步损伤,同时加快愈合速度。
- 标准抗感染治疗。

(2)急性损伤后

- 运动按摩。
- 加热治疗。
- 矫正训练主要目的是提高患者下肢及腰 – 骨盆区域稳定性,帮助其逐渐恢复训练及比赛。
- 力量训练应从肌肉等长收缩训练开始,然后是向心收缩训练,最后增加离心收缩训练。

● 某些内侧半月板损伤患者需要进行手术治疗。

5. 锻炼方法

(1)拉伸运动

● 一旦炎症反应消退,患者应该在没有疼痛感的前提下,逐渐平缓地活动膝部。以帮助膝关节完全恢复至伤前的活动范围,同时适当活动可以使瘢痕组织更好地生长排列。

● 在没有疼痛感的前提下,患者应逐渐活动并拉伸所有骨盆、髋关节、膝关节及踝关节的肌肉。具体拉伸肌肉因人而异。

(2)强化力量:一旦患者可以负重且炎症反应已经消退,应针对以下肌肉进行力量训练:臀大肌、臀中肌、臀小肌、腹横肌和腹外斜肌。

6. 锻炼方式(详见第 6 章)

● 四点支撑吸腹。

● 平衡板深蹲。

● 弓步(单腿前蹲)。

5.3.6 内侧副韧带扭伤

1. 描述

内侧副韧带(MCL)是一条宽而扁平的膜状韧带,从股骨内侧髁接到胫骨的内收肌附着点的正下方。内侧副韧带也称为胫侧副韧带,它通过防止内侧膝关节内收增加膝关节的稳定性。内侧副韧带扭伤是最常见的膝关节韧带损伤之一,并且在年轻运动员中最为常见。如前文所述,发生内侧副韧带损伤时,可能伴随内侧半月板和前十字韧带损伤,此时一般预后不佳。这种损伤常常发生在接触性运动中,如在美式足球、橄榄球和英式足球中膝部外侧受到冲击(如拦截等动作)或包含大量身体扭动或转动的运动,如篮球、冰球、滑雪和网球运动等。

2. 症状

● 韧带部位有疼痛感,痛感从轻微至严重不等。

● 损伤后 48 小时内膝部可能会肿胀、瘀青(二级或三级扭伤)。

● 膝关节松动(二级或三级扭伤)。

● 膝关节绞锁或打软。

3. 产生原因

● 变向或转动过程中膝部扭动。

● 受累下肢过度旋前。

● 核心稳定性下降(可能由内脏炎症引起)。

● 下交叉综合征。

● 撞击膝部外侧,如美式足球、橄榄球或英式足球运动中的拦截动作。

4. 治疗方法

(1)急性损伤

● 损伤发生后的 24~48 小时内,应用 RICE 方法。避免发生进一步损伤,同时加快愈合速度。

● 标准抗感染治疗。

(2)急性损伤后

● 二级或三级扭伤可能需要膝关节支撑或石膏。

● 运动按摩。

● 加热治疗。

● 矫正训练主要目的是提高患者下肢及腰部 – 骨盆区域肌肉的稳定性,帮助其逐渐恢复训练(康复末期)及比赛。

● 力量训练应从肌肉等长收缩训练开始,然后是向心收缩训练,最后增加离心收缩训练。

● 三级撕裂患者可能需要手术治疗。

5. 锻炼方法

(1)拉伸运动

● 一旦炎症反应消退,患者应该在没有疼痛感的前提下,逐渐平缓地活动膝部。以帮助膝关节完全恢复至伤前的活动范围,同时适当活动可以使瘢痕组织更好地生长排列。

● 在没有疼痛感的前提下,患者应逐渐活动并拉伸所有骨盆、髋关节、膝关节及踝关节的肌肉。具体拉伸肌肉因人而异。

(2)强化力量:一旦患者可以负重且炎症反应已经消退,应针对臀大肌、臀中肌、臀小肌、腹横肌和腹外斜肌等进行力量训练。

6. 锻炼方式(详见第 6 章)

● 四点支撑吸腹。

● 平衡板深蹲。

●弓步(单腿前蹲)。

5.3.7　骨性关节炎

1. *描述*

关节软骨是覆盖于骨表面的一层光滑纤维层,可以减少相邻两骨间的摩擦,同时缓冲运动时产生的震动。骨性关节炎即指关节软骨出现炎症和退化变性。一旦发生软骨磨损,关节内相互连接的骨都暴露出粗缝的骨末端,相互摩擦使得关节退化更加严重。膝关节是关节炎发生最常见的部位,主要出现在老年人群中,以女性中更为常见,体重过重是一个危险因素。骨性关节炎在剧烈运动中更为常见,如篮球、板球、橄榄球和足球等。

2. *症状*

●疼痛。

●肿胀。

●膝关节活动时出现捻发音(一种极细微而均匀的"噼啪"音,类似在耳边捻转一簇头发时所产生的声音)。

●膝关节僵硬,尤其是活动一段时间后更是如此。关节僵硬会随着运动有所缓解。

3. *产生原因*

●体重超重。

●既往膝关节有过韧带或半月板损伤。

●既往膝关节骨折。

●过度使用。

●受累下肢过度旋前。

●核心稳定性下降(可能由内脏炎症引起)。

4. *治疗方法*

(1)急性损伤

●损伤发生后的24~48小时内,应用RICE方法,避免发生进一步损伤,同时加快愈合速度。

●标准抗感染治疗。

(2)急性损伤后

●可能需要膝关节支撑或石膏固定。

● 运动按摩。

● 加热治疗。

● 矫正训练主要目的是提高患者下肢及腰 – 骨盆区域肌肉的稳定性,帮助其逐渐恢复训练(康复末期)及比赛。

● 力量训练应从肌肉等长收缩训练开始,然后是向心收缩训练,最后增加离心收缩训练。

● 某些患者需要进行手术治疗。

5. 锻炼方法

(1)拉伸运动

● 一旦炎症反应消退,患者应该在没有疼痛感的前提下,逐渐平缓地活动膝部。以帮助膝关节完全恢复至伤前的活动范围,同时适当活动可以使瘢痕组织更好地生长排列。

● 在没有疼痛感的前提下,患者应逐渐活动并拉伸所有骨盆、髋关节、膝关节及踝关节的肌肉,适应后可逐渐增加拉伸幅度。具体拉伸肌肉因人而异。

(2)强化力量:一旦患者可以负重且炎症反应已经消退,应针对臀大肌、臀中肌、臀小肌、股四头肌、腘绳肌、腓肠肌、腹横肌和腹外斜肌等肌肉进行力量训练。

6. 锻炼方式(详见第 6 章)

● 四点支撑吸腹。

● 平衡板深蹲。

● 弓步(单腿前蹲)。

5.3.8　后十字韧带扭伤

1. 描述

后十字韧带将胫骨髁间隆起后方连接至股骨内髁。后十字韧带可防止胫骨相对于股骨的向后移动。后十字韧带扭伤约占所有膝部损伤的 20%,并且常伴随外侧半月板和关节软骨损伤。

2. 症状

● 膝部有疼痛感。

● 腓肠肌区域也可能有疼痛感。

- 膝关节抗负荷伸展时有疼痛感。
- 膝关节活动受限。
- 可能出现肿胀。
- 膝关节不稳定,常有打软的感觉。

3. 产生原因

- 当膝关节弯曲时,对胫骨前部造成创伤／冲击,迫使胫骨向后。
- 膝关节完全屈曲,跌倒时膝关节着地。

4. 治疗方法

(1)急性损伤

- 损伤发生后的 24~48 小时内,应用 RICE 方法,避免发生进一步损伤,同时加快愈合速度。
- 标准抗感染治疗。

(2)急性损伤后

- 运动按摩。
- 加热治疗。
- 矫正训练。
- 力量训练应从肌肉等长收缩训练开始,然后是向心收缩训练,最后增加离心收缩训练。
- 某些患者可能需要手术治疗。

5. 锻炼方法

(1)拉伸运动

- 患者应该在没有疼痛感的前提下,逐渐平缓地活动膝部。以帮助膝关节完全恢复至伤前的活动范围,同时适当活动可以使瘢痕组织更好地生长排列。
- 在没有疼痛感的前提下,患者应逐渐活动并拉伸所有髋关节、膝关节及踝关节的肌肉。具体拉伸肌肉因人而异。

(2)强化力量:患者应针对臀大肌、臀中肌、臀小肌、腘肌肌群、腓肠肌、股四头肌、腹横肌和腹外斜肌等肌肉进行力量训练。

6. 锻炼方式(详见第 6 章)

- 下腹训练。
- 平衡板深蹲。

● 罗马尼亚式硬拉(直腿硬拉)。

5.3.9　股四头肌肌腱炎

1. 描述

股四头肌腱将股四头肌肌肉连接至髌骨，股四头肌肌腱炎即为该肌腱的炎症。这种损伤最常发生于经常进行跑步、跳跃、急停和快速起动等动作的运动员。

2. 症状

● 髌骨上方有疼痛感。

● 肿胀。

● 对触摸敏感。

● 可能影响日常活动。

3. 产生原因

● 过度使用。

● 既往损伤未完全康复就恢复训练。

● 受累下肢过度旋前。

● 核心稳定性下降(可能由内脏炎症引起)。

4. 治疗方法

(1)急性损伤

● 损伤发生后的 24~48 小时内,应用 RICE 方法,避免发生进一步损伤,同时加快愈合速度。

● 标准抗感染治疗。

(2)急性损伤后

● 运动按摩。

● 加热治疗。

● 矫正训练, 主要目的是提高患者的下肢以及腰 - 骨盆区域肌肉的稳定性,帮助其逐渐恢复训练(康复末期)及比赛。

● 力量训练应从肌肉等长收缩训练开始,然后是向心收缩训练,最后增加离心收缩训练。

5. 锻炼方法

(1)拉伸运动

● 一旦炎症反应消退,患者应该在没有疼痛感的前提下,逐渐平缓地活动膝部。以帮助膝关节完全恢复至伤前的活动范围,同时适当活动可以使瘢痕组织更好地生长排列。

● 在没有疼痛感的前提下,患者应逐渐活动并拉伸所有骨盆、髋关节、膝关节及踝关节的肌肉,适应后可逐渐增加拉伸幅度。具体拉伸肌肉因人而异。

(2)强化力量:一旦患者可以负重且炎症反应已经消退,应针对臀大肌、臀中肌、臀小肌、股四头肌、腘绳肌、腓肠肌、腹横肌和腹外斜肌等肌肉进行力量训练。

6. 锻炼方式(详见第6章)

● 股四头肌拉伸。

● 平衡板深蹲。

● 弓步(单腿前蹲)。

5.4　大腿损伤

5.4.1　腘绳肌肌腱病

1. 描述

在包含大量冲刺、快速加速、往返跑、踢及跳跃动作的运动中,与坐骨结节相连处(臀下部)的腘绳肌近端肌腱出现损伤或炎症是十分常见的,这通常是由于过度使用导致的。

2. 症状

● 坐骨结节附近有疼痛感、持续隐痛及僵硬感。

● 活动时有疼痛感,活动后疼痛感更强。

● 患者可能感觉到伤侧腿比较虚弱,跑步时更是如此。

● 拉伸或收缩腘绳肌时有疼痛感。

3. 产生原因

● 冲刺时经常发生此类损伤,因为脚跟落地前腘绳肌已处于近乎完全拉伸状态,同时会减慢腿的速度。

●强有力的重复动作,如踢、跳跃或加速等。

●有一种理论认为,当腹横肌力量较弱时,为了稳定骶髂关节,股二头肌负担加重。

●另一种理论认为,当臀大肌力量较弱或过度舒张时,为了伸展髋关节,腘绳肌负担加重(协同优势)。

4. 治疗方法

(1)急性损伤

●损伤发生后的 24~48 小时内,应用 RICE 方法,避免发生进一步损伤,同时加快愈合速度。

●标准抗感染治疗。

(2)急性损伤后

●运动按摩。

●矫正训练,主要目的是提高患者下肢及腰 - 骨盆区域肌肉的稳定性,帮助其逐渐恢复训练(康复末期)及比赛,预防损伤再次发生。

●力量训练应从肌肉等长收缩训练开始,然后是向心收缩训练,最后增加离心收缩训练。

5. 锻炼方法

(1)拉伸运动

●一旦炎症反应消退,患者应在没有疼痛感的前提下平缓地活动髋关节和膝关节,以帮助关节完全恢复至伤前的活动范围,同时适当活动可以使瘢痕组织更好地生长排列。

●在没有疼痛感的前提下,活动并拉伸所有骨盆、髋关节、膝关节及踝关节的肌肉,适应后可逐渐加大拉伸幅度,具体拉伸肌肉因人而异。

(2)强化力量:一旦炎症反应消退,应针对臀大肌、腘绳肌和腹肌等肌肉进行力量训练。

6. 锻炼方式(详见第 6 章)

●四点支撑吸腹。

●瑞士球上仰卧伸髋。

●弓步(单腿前蹲)。

5.4.2　腘绳肌拉伤

1. 描述

在包含大量冲刺及快速加速动作的运动中,易发生腘绳肌拉伤,可能是腘绳肌群中的一条肌肉发生一级、二级或三级拉伤。

2. 症状

(1)一级拉伤

● 当肌肉收缩或拉伸时,大腿后部有紧张或痉挛的感觉。

● 行走时有一定程度的不适感。

● 可能有轻微肿胀。

(2)二级拉伤

● 立即出现强烈疼痛感。

● 当肌肉收缩或拉伸时,有明显疼痛感。

● 步态会受到影响;可能出现跛行。

● 可能有明显肿胀。

● 膝部无法完全伸直。

(3)三级拉伤

● 立即出现强烈疼痛感及肿胀。

● 疼痛感持续存在。

● 步态会受到严重影响;行走常需要拐杖辅助。

3. 产生原因

● 冲刺时常发生此类损伤:脚跟落地前腘绳肌已处于近乎完全拉伸状态,同时会减慢腿的速度。

● 缺少有效的热身动作。

● 有一种理论认为,当腹横肌力量较弱时,为了稳定骶髂关节,股二头肌负担加重。

● 另一种理论认为,当臀大肌力量较弱或过度舒张时,为了伸展髋关节,腘绳肌负担加重(协同优势)。

4. 治疗方法

(1)急性损伤

● 损伤发生后的 24~48 小时内,应用 RICE 方法,避免发生进一步损伤,同时加快愈合速度。

- 标准抗感染治疗。

（2）急性损伤后：

- 运动按摩。

- 矫正训练，主要目的是提高患者下肢及腰 – 骨盆区域肌肉的稳定性，帮助其逐渐恢复训练（康复末期）及比赛，预防损伤再次发生。

- 力量训练应从肌肉等长收缩训练开始，然后是向心收缩训练，最后增加离心收缩训练。

- 三级拉伤患者，可能需要进行手术治疗。

5. 锻炼方法

（1）拉伸运动

- 一旦炎症反应消退，患者应在没有疼痛感的前提下平缓地活动髋关节和膝关节，以帮助关节完全恢复至伤前的活动范围，同时适当活动可以使瘢痕组织更好地生长排列。

- 在没有疼痛感的前提下，活动并拉伸所有骨盆、髋关节、膝关节及踝关节的肌肉，适应后可逐渐加大拉伸幅度。具体拉伸肌肉因人而异。

（2）强化力量：一旦炎症反应消退，应针对臀大肌、腘绳肌和腹横肌等肌肉进行力量训练。

6. 锻炼方式（详见第 6 章）

- 四点支撑吸腹。

- 罗马尼亚式硬拉（直腿硬拉）。

- 弓步（单腿前蹲）。

5.4.3　骨化性肌炎

1. 描述

这种损伤是非遗传性的，一般是损伤的肌肉组织在创伤后钙化（即变成骨），并产生疼痛感。它最常发生于股四头肌，骨化在 2~4 周内开始，并在 3~6 个月后成熟。而"进行性骨化性肌炎"是指在没有创伤的情况下肌肉钙化的遗传性疾病，这种疾病非常罕见。

2. 症状

● 疼痛。

● 肌肉变得坚硬。

● 活动范围受限。

3. 产生原因

● 肌肉或骨膜(骨表面的一层结缔组织包膜)发生碰撞损伤。

● 最初损伤时,没有及时应用 RICE 方法进行处理。

● 过早进行重手法的按摩等治疗。

● 过早恢复训练或比赛。

4. 治疗方法

● 接受 X 线片检查确定病情

● 伤侧腿休息。

● 标准抗感染治疗。

● 如果患者 6 个月后骨化灶影响活动或刺激神经,则需进行手术治疗。

5. 锻炼方法

● 没有特殊的拉伸或力量训练。

5.4.4　股四头肌挫伤

1. 描述

股四头肌挫伤通常是由于在碰撞中伤及大腿前方皮肤、肌肉、骨膜或骨造成的。在包含大量接触大腿动作的运动中比较常见,例如橄榄球、美式足球和英式足球。出血可以局限在肌肉内(在筋膜内),也可以在肌肉间(通过筋膜进入周围组织)。

2. 症状

● 大腿前部有疼痛感、触痛和肿胀现象。

● 伤处皮肤先呈红色,随后变为黑、青紫等瘀青颜色。

3. 产生原因

● 在碰撞损伤中,股四头肌中的一条或几条肌肉挤压股骨。

4. 治疗方法

(1)急性挫伤

● 损伤发生后的 24~48 小时内,应用 RICE 方法,避免发生进一步损伤,同时加快,愈合速度。

- 标准抗感染治疗。

(2)急性挫伤后

- 运动按摩。
- 只有极少部分患者需要通过手术治疗取出血块。

5. 锻炼方法

(1)拉伸运动:一旦炎症反应消退,患者应在没有疼痛感的前提下平缓地活动髋关节和膝关节,帮助关节完全恢复至伤前的活动范围,同时适当活动可以使瘢痕组织更好地生长排列。

(2)强化力量

- 只要站立时没有疼痛感就可以恢复上半身的力量训练。
- 一旦炎症反应消退,就可以开始逐渐恢复正常训练。

5.4.5　股四头肌拉伤

1. 描述

股四头肌的任何肌肉都可发生一级、二级或三级拉伤。在包含大量跑、踢及跳跃动作的运动中易出现股四头肌拉伤。股四头肌中最易拉伤的是股直肌,最易拉伤的部位是位于膝部上方的肌肉与肌腱结合处。

2. 症状

(1)一级拉伤

- 刺痛、紧缩感,有轻微不适。
- 行走时可能出现不适感。
- 几乎没有肿胀。
- 拉伤处附近肌肉可能出现痉挛。

(2)二级拉伤

- 拉伤处有中等至剧烈的疼痛感。
- 爬楼梯或行走时有疼痛感。
- 无法继续运动或训练。
- 肿胀。
- 瘀青。

● 膝关节无法完全伸展或屈曲。

(3)三级拉伤

● 大腿有极其剧烈的疼痛感。

● 无法行走。

● 迅速出现肿胀。

● 24 小时后出现瘀青。

● 可能出现肉眼可见的肌肉变形。

3. 产生原因

● 强有力地踢、跳跃或冲刺动作。

4. 治疗方法

(1)急性拉伤

● 损伤发生后的 24~48 小时内,应用 RICE 方法,避免发生进一步损伤,同时加快愈合速度。

● 标准抗感染治疗。

(2)急性拉伤后

● 运动按摩。

● 矫正训练,主要目的是提高患者下肢及腰 - 骨盆区域肌肉的稳定性,帮助其逐渐恢复训练(康复末期)及比赛,预防损伤再次发生。

● 力量训练应从肌肉等长收缩训练开始,然后是向心收缩训练,最后增加离心收缩训练。

5. 锻炼方法

(1)拉伸运动

● 一旦炎症反应消退,患者应在没有疼痛感的前提下平缓地活动髋关节和膝关节,以帮助关节完全恢复伤前的活动范围,同时适当活动可以使瘢痕组织更好地生长排列。

● 在没有疼痛感的前提下,患者应逐渐活动并拉伸所有骨盆、髋关节、膝关节及踝关节的肌肉,适应后可逐渐加大拉伸幅度。具体拉伸肌肉因人而异。

(2)强化力量:一旦炎症反应消退,应针对股四头肌、臀大肌、腘肌和腹横肌等肌肉进行力量训练。

6. 锻炼方式(详见第 6 章)

- 四点支撑吸腹。

- 瑞士球上仰卧伸髋。

- 弓步(单腿前蹲)。

5.4.6　股骨应力性骨折

1. 描述

股骨应力性骨折是一种过度使用造成的应力性骨折损伤,在马拉松、长跑及铁人三项运动员中发生率较高。正常训练量时一般为不完全骨折,但此时受伤骨也不能承受正常负荷。

2. 症状

- 骨折部位出现钝痛感。根据骨折具体位置不同,可能表现为膝关节或髋关节疼痛。

- 伤侧腿负重时有疼痛感。

- 无法继续正常活动。

3. 产生原因

- 训练量忽然大幅增加。

- 过度旋前。

- 骨正常发育存在问题。

4. 治疗方法

(1)急性骨折

- 损伤后,患者应接受 MRI 或 X 线片检查,确定病情。

- 充分休息伤侧腿。

- 标准抗感染治疗。

(2)急性骨折后

- X 线片检查确认无骨折后,患者应进行矫正训练,主要目的是提高患者下肢及骨盆区域肌肉的稳定性,帮助其逐渐恢复训练(康复末期)及比赛。

- 力量训练应从肌肉等长收缩训练开始,然后是向心收缩训练,最后增加离心收缩训练。

5. 锻炼方法

（1）拉伸运动

● 一旦恢复状况允许，患者应在没有疼痛感的前提下逐渐平缓地活动膝关节及髋关节，以帮助关节完全恢复伤前的活动范围。

● 在没有疼痛感的前提下，患者应活动并拉伸所有骨盆、髋关节、膝关节及踝关节的肌肉，适应后可逐渐加大拉伸幅度。具体拉伸肌肉因人而异。

（2）强化力量

● 康复最初阶段，患者可以采取水中慢跑的锻炼方式，减少行走时对骨的压力。

● 一旦 X 线片检查确认骨组织已经再生，并且患者已经可以负重时，应针对以下肌肉进行力量训练：臀大肌、臀中肌、臀小肌、腹横肌和腹外斜肌。

6. 锻炼方式（详见第 6 章）

● 水中慢跑。

● 瑞士球上仰卧伸髋。

● 弓步（单腿前蹲）。

5.5　腹股沟损伤

5.5.1　运动性耻骨区痛

1. 描述

运动疝是指腹外斜肌腱膜薄弱或撕裂，腹股沟管浅环膨胀，腹股沟镰与耻骨结节撕裂分离，同时也与腹股沟韧带分离。严格意义上讲，这并不是一种疝，而是腹股沟区域发生的疼痛性软组织损伤。一般来说，包含大量快速扭转及变向动作的运动［如踢腿和（或）其他涉及多重变向动作的运动］中，此类损伤比较常见，且多发于成年男性。

2. 症状

● 腹股沟区有疼痛感，且运动中会感到虚弱。

● 疼痛有时可放射至内收肌及睾丸。

● 运动后腹股沟区僵硬且有疼痛感。

● 无法正常完成冲刺、扭转、踢腿等动作，或动作速度较慢。

● 咳嗽、喷嚏或大笑时可能会加重疼痛感。

3. 产生原因

● 一般认为,其原因为外伤或过度进行冲刺、踢腿、扭转或变向等动作。

● 缺少有效的热身动作。

● 在冲击动作中无法维持骨盆稳定(核心稳定性差)。

● 内收肌紧张。

● 遗传因素。

4. 治疗方法

● 需要进行手术治疗,然后是所有标准康复程序,直到康复末期。

5. 锻炼方法

(1)拉伸运动

● 一旦炎症反应消退,患者应在没有疼痛感的前提下逐渐平缓地活动髋关节和膝关节,以帮助关节完全恢复至伤前的活动范围,同时适当活动可以使瘢痕组织更好地生长排列。

● 在没有疼痛感的前提下,患者应活动并拉伸所有骨盆、髋关节、膝关节及踝关节的肌肉,适应后可以逐渐加大拉伸幅度。具体拉伸肌肉因人而异。

(2)强化力量:一旦炎症反应消退,患者应针对臀大肌、臀中肌、臀小肌、股四头肌、腘绳肌、腹肌、腰方肌及背阔肌等肌肉进行力量训练。

6. 锻炼方式(详见第 6 章)

● 下腹训练。

● 瑞士球上仰卧侧转。

● 单臂推绳。

5.5.2　腹股沟拉伤

1. 描述

腹股沟拉伤即内收肌中任一条肌肉发生一级、二级或三级拉伤。包含大量冲刺、快速变向和踢腿动作的运动(如英式足球、橄榄球、网球、冰球、美式足球及短跑)中易发生腹股沟拉伤。肌肉完全撕裂的情形较为罕见。

2. 症状

(1)一级拉伤

● 行走时可能有一定程度的不适感。

- 有时还可继续活动。

- 活动后，不适感更加强烈。

- 肌紧张。

- 可能会存在轻微肿胀。

(2)二级拉伤

- 中等至剧烈疼痛感。

- 伸展或收缩肌肉时有疼痛感。

- 变向时有疼痛感。

- 肌肉紧张。

- 步态会受到影响；可能出现跛行。

- 可能会存在明显肿胀及瘀青。

(3)三级拉伤

- 在冲刺或变向过程中，立即出现剧烈疼痛感。

- 肌肉痉挛。

- 严重肿胀及瘀青（通常24小时后出现）。

- 步态受到严重影响。

3. 产生原因

- 在跑步或踢腿过程中，反复拉伸、收缩肌肉过程中产生的肌肉微损伤。

- 在快速变向过程中，反复加速、减速过程中产生的肌肉微损伤。

- 缺少有效的热身动作。

- 冲击动作中无法维持骨盆稳定（核心稳定性差）。

- 内收肌紧张或力量不足。

4. 治疗方法

(1)急性拉伤

- 损伤发生后的24~48小时内，应用 RICE 方法，避免发生进一步损伤，同时加快愈合速度。

- 标准抗感染治疗。

(2)急性拉伤后

- 运动按摩。

- 矫正训练主要目的是提高患者下肢及腰－骨盆区域肌肉的稳定性，帮助其逐渐恢复训练(康复末期)及比赛,同时预防损伤再次发生。

* 力量训练应从肌肉等长收缩训练开始,然后是向心收缩训练,最后增加离心收缩训练。

* 三级拉伤患者可能需要接受手术治疗。

5. 锻炼方法

(1)拉伸运动

* 一旦炎症反应消退,患者应该在没有疼痛感的前提下,逐渐平缓地活动髋关节及膝关节,以帮助关节完全恢复至伤前的活动范围,同时适当活动可以使瘢痕组织更好地生长排列。

* 在没有疼痛感的前提下,患者应活动并拉伸所有骨盆、髋关节、膝关节及踝关节的肌肉,适应后可以逐渐加大拉伸幅度。具体拉伸肌肉因人而异。

(2)强化力量:一旦炎症反应消退,患者应针对臀大肌、臀中肌、臀小肌、股四头肌、腘绳肌、腹肌、腰方肌及背阔肌等肌肉进行力量训练。

6. 锻炼方式(详见第 6 章)

* 内收肌拉伸。

* 瑞士球上仰卧伸髋。

5.5.3　腹股沟疝

1. 描述

腹股沟疝是内脏通过腹壁、腹股沟区的缺损向体表突出而形成的。当腹部内容物从腹壁下动脉的内侧,即直疝三角区突出进入腹股沟管时,即为腹股沟直疝。而腹股沟斜疝是从腹股沟深环突出,腹股沟斜疝多是由于出生缺陷引起,相对比较少见。腹股沟疝患者一般为成年男性。在包含踢腿和(或)多重变向动作(需要运动员快速扭转、转向)的运动中较易发生。例如,在英式足球、橄榄球、美式足球及短跑等运动中,发生腹股沟疝的风险更高。

2. 症状

(1)非外伤性

* 腹股沟区有肿块,平躺时消失。

* 间断的钝痛感。

* 疼痛很少放射至内收肌。

- 疼痛感随运动强度的增加而加强,然后随着疲劳的增加而减轻。
- 咳嗽、打喷嚏及大笑时,可以减轻疼痛感。

(2)外伤性

- 外伤后腹股沟区、下腹部或生殖器区域出现肿块,如橄榄球抢断动作。
- 持续疼痛感。
- 肿块区域有尖锐疼痛感、肿胀。

3. 产生原因

- 外伤或频繁进行冲刺、踢腿、扭转及变向动作。
- 在冲击动作中无法维持骨盆稳定(核心稳定性差)。
- 腹部肌肉力量不足。
- 遗传因素。

4. 治疗方法

- 需要进行手术治疗,然后是进行标准康复训练,直到康复末期。

5. 锻炼方法

(1)拉伸运动

- 一旦炎症反应消退,患者应该在没有疼痛感的前提下,逐渐平缓地活动髋关节及膝关节,以帮助关节完全恢复至伤前的活动范围,同时适当活动可以使瘢痕组织更好地生长排列。
- 在没有疼痛感的前提下,患者应活动并拉伸所有骨盆、髋关节、膝关节及踝关节的肌肉,适应后可以逐渐加大拉伸幅度。具体拉伸肌肉因人而异。

(2)强化力量:一旦炎症反应消退,患者应针对腹横肌、腹内斜肌和腹外斜肌等肌肉进行力量训练。

6. 锻炼方式(详见第 6 章)

- 四点支撑吸腹。
- 下腹训练。
- 伐木动作。

5.5.4 耻骨骨炎

1. 描述

耻骨骨炎是一种发生于耻骨联合处的炎症反应,相对比较罕见。英式足球、曲棍球、美式足球运动员中相对较为常见。该病易与腹股沟拉伤混淆。

2. 症状

- 下腹部、耻骨或耻骨联合区域有疼痛感。
- 疼痛感可能集中于一侧。
- 可能出现跛行。
- 伤侧腿可能有虚弱感。

3. 产生原因

- 耻骨联合慢性重复动作,如冲刺、踢腿和扭转。这些动作会在耻骨韧带中产生剪切力及拉力,而后松弛。
- 在冲击动作中无法维持骨盆稳定(核心稳定性差)。
- 训练过度。
- 两腿长度不一致。

4. 治疗方法

(1)急性损伤

- 立即休息并冰敷损伤区域。
- 标准 1 级炎症治疗。

(2)急性损伤后:利用矫形器克服结构性腿长差异(十分少见)。

5. 锻炼方法

(1)拉伸运动在没有疼痛感的前提下,患者应活动并拉伸所有骨盆、髋关节、膝关节及踝关节的肌肉,适应后,可以逐渐加大拉伸幅度。具体拉伸肌肉因人而异。

(2)强化力量:患者应针对所有腰 - 骨盆 - 髋关节区域内力量不足的肌肉或长肌进行力量训练。同时基于生物力学评估结果,进行腹部及下肢肌肉的力量训练。

5.6　臀部损伤

5.6.1　髋关节滑囊炎

1. 描述

髋关节任一滑囊出现炎症引起的疼痛,即为髋关节滑囊炎。在需要大量跑动的运动中(如英式足球、美式足球及长跑等)易出现髋关节滑囊炎。如果髋关节滑囊出现炎症,迈步时髂胫束将产生摩擦,从而产生进一步刺激。碰撞损伤(比如跌落时地面很硬且臀部着地)可能造成髋关节滑囊炎,足球运动中守门员易出现此类碰撞。

2. 症状

● 外侧臀部有疼痛感,有触痛及肿胀现象。

● 疼痛感可能放射至下肢。

● 走路、跑步或爬楼梯时疼痛感更加强烈。

3. 产生原因

● 肌肉平衡性差或姿势不正确。

● 过度使用。

● 受累下肢过度旋前。

● 两腿长度不一致。

● 核心稳定性下降(可能由内脏炎症引起)。

● 受累臀部摔落至硬地面。

4. 治疗方法

(1)急性损伤

● 损伤发生后的24~48小时内,应用 RICE 方法,避免发生进一步损伤,同时加快愈合速度。

● 标准抗感染治疗。

(2)急性损伤后

● 运动按摩。

● 加热治疗。

● 矫正训练主要目的是提高患者下肢及腰－骨盆区域肌肉的稳定性,帮助其逐渐恢复训练(康复末期)及比赛。

● 力量训练应从肌肉等长收缩训练开始,然后是向心收缩训练,最后增加离心收缩训练。

5. 锻炼方法

(1)拉伸运动

● 患者应特别注意进行阔筋膜张肌拉伸训练,预防髂胫束产生摩擦。

●在没有疼痛感的前提下,患者应逐渐活动并拉伸所有骨盆、髋关节、膝关节及踝关节的肌肉,适应后,可逐渐加大拉伸幅度。具体拉伸肌肉因人而异。

(2)强化力量:一旦患者可以负重且炎症反应已经消退,应针对臀大肌、臀中肌、臀小肌、股四头肌、腘绳肌、腓肠肌、腹横肌和腹外斜肌等肌肉进行力量训练。

6. 锻炼方式(详见第 6 章)

●阔筋膜张肌拉伸。

●拉力带交叉行走。

●脚趾触地训练。

5.6.2　梨状肌综合征

1. 描述

梨状肌为臀部深层的一块形似梨形的小肌肉。它起于骨盆内骶骨前外侧面,止于股骨大粗隆。梨状肌负责髋关节外旋,并有助于稳定髋关节和骶髂关节。梨状肌综合征是指由于梨状肌损伤而压迫坐骨神经所引起的一侧臀腿疼痛为主的病症。梨状肌综合征症状与腰椎间盘突出、腘绳肌拉伤及腘绳肌肌腱炎类似,易混淆。坐着进行的运动中(如划艇和骑自行车)易出现梨状肌综合征。

2. 症状

●臀部有疼痛感(断续的隐痛感)、麻木及麻刺感。

●疼痛感可能放射至下肢,如腘绳肌、腓肠肌,有时甚至可以放射至足部。

3. 产生原因

●梨状肌紧张、痉挛或有瘢痕组织。

●外伤后梨状肌出现血肿。

●核心稳定性下降。

●受累下肢过度旋前。

●骶髂关节不稳定。

●髋关节外展肌力量不足或内收肌紧张。

●伤侧梨状肌跌落至硬地面(或外伤)。

4. 治疗方法

(1)急性损伤

●休息、冰敷。

● 标准抗感染治疗。

● 神经肌肉治疗。

● 主动放松术(使用特定技术来解除可能存在的软组织粘连)。

(2)急性损伤后

● 加热治疗、冷热交替治疗。

● 拉伸梨状肌(注意并非所有患者都应拉伸梨状肌)。

● 矫正训练，主要的目的是提高患者下肢及腰－骨盆区域肌肉的稳定性，帮助其逐渐恢复训练(康复末期)及比赛。

● 某些极端病例需要进行手术治疗。

5. 锻炼方法

(1)拉伸运动

● 患者应特别注意进行梨状肌及内收肌的拉伸训练，防止对坐骨神经产生压迫、刺激。

● 在没有疼痛感的前提下，患者应逐渐活动并拉伸所有骨盆、髋关节、膝关节及踝关节的肌肉，适应后可以逐渐加大拉伸幅度。具体拉伸肌肉因人而异。

(2)强化力量：一旦患者可以负重且炎症反应已经消退，应针对臀大肌、臀中肌、臀小肌、腹横肌和腹外斜肌等肌肉进行力量训练。

6. 锻炼方式(详见第6章)

● 四点支撑吸腹。

● 瑞士球上仰卧侧转。

● 拉力带交叉行走。

5.6.3　骶髂关节功能障碍

1. 描述

骶髂关节(SIJ)是骶骨与髂骨间的关节。骶髂关节功能障碍是指骶髂关节炎症引起的疼痛，是背部疼痛的常见原因。

2. 症状

● 髂后上棘(PSIS)附近，腹部有轻微至中等程度的钝痛。

● 通常情况下一侧疼痛，但也存在两侧疼痛的患者。

● 活动过程中疼痛感加重，或变为刺痛。

- 髋关节、腹股沟区及大腿后侧都可能有疼痛感。
- 臀部肌肉可能痉挛。

3. 产生原因

- 腰 – 骨盆区域肌肉不平衡。
- 核心稳定性下降。
- 寰椎半脱位。
- 两腿长度不一致,可以是功能性,也可能是结构性,其中前者较常见。
- 关节炎。
- 外伤(如车祸)。
- 妊娠。

4. 治疗方法

- 休息,不能参与常规体育活动。
- 标准抗感染治疗。
- 运动按摩或神经肌肉治疗。
- 骶髂关节复位(物理疗法)。
- 寰椎矫正治疗。
- 矫正训练主要目的是提高患者下肢及腰 – 骨盆区域肌肉的稳定性,帮助其逐渐恢复训练(康复末期)及比赛。

5. 锻炼方法

(1)拉伸运动:在没有疼痛感的前提下,患者应逐渐活动并拉伸所有骨盆、髋关节、膝关节及踝关节的肌肉,适应后可加大拉伸幅度。具体拉伸肌肉因人而异。

(2)强化力量:患者应针对腰 – 骨盆区域所有力量不足的肌肉进行力量训练。具体肌肉因人而异,但一般情况下包括腹横肌、多裂肌、臀大肌、背阔肌、竖脊肌、腹外斜肌和腹内斜肌。

6. 锻炼方式(详见第 6 章)

- 四点支撑吸腹。
- 瑞士球上仰卧侧转。
- 单臂拉绳。

5.6.4　坐骨神经痛

1. 描述

坐骨神经是人体最大的周围神经,从第四腰椎(L4)到第三骶椎(S3)沿脊神经下行,抵达臀部,然后沿大腿后面下行。构成坐骨神经的 5 条脊神经中的一条或多条受到压迫或刺激,或坐骨神经自身受到压迫或刺激,这两种情况下产生的疼痛即为坐骨神经痛。坐着进行的运动中(如划艇和骑自行车)易出现坐骨神经痛。

2. 症状

● 有疼痛(断断续续隐痛感)、麻木及麻刺感。

● 腰部、臀部、腘绳肌、腓肠肌或足部都可能有疼痛感。

3. 产生原因

● 腰椎间盘突出。

● 椎管狭窄。

● 腰椎前脱离。

● 腰椎后脱离。

● 梨状肌综合征。

● 核心稳定性下降。

● 腰椎严重外伤。

4. 治疗方法

(1)急性损伤

● 休息,不能参与常规体育活动。

● 标准抗感染治疗。

● 运动按摩和或神经肌肉治疗。

● 主动放松术。

(2)急性损伤后

● 加热治疗或冷热交替治疗。

● 矫正训练,主要目的是提高患者下肢及腰－骨盆区域肌肉的稳定性,帮助其逐渐恢复训练(康复末期)及比赛。

● 某些极端病例需要进行手术治疗。

5. 锻炼方法

（1）拉伸运动：在没有疼痛感的前提下，患者应逐渐活动并拉伸所有骨盆、髋关节、膝关节及踝关节的肌肉，适应后可逐渐增加拉伸幅度。具体拉伸肌肉因人而异，但一般都应包括腘绳肌和下腹肌。

（2）强化力量：患者应针对腰 - 骨盆区域所有力量不足的肌肉进行力量训练。具体肌肉因人而异，但一般情况下包括腹横肌、髋屈肌、多裂肌、腰大肌和腰部竖脊肌等。

5.7 腰椎损伤

5.7.1 椎间关节疼痛

1. 描述

椎间关节属于滑膜关节，帮助维持脊柱的稳定性，同时可以在椎间盘和椎体之间起缓冲、减震作用。椎间关节或神经受压迫都可能产生椎间关节疼痛。包含大量腰部拉伸动作的运动（如板球和体操）中容易发生椎间关节痛。

2. 症状
- 受损关节部位持续性疼痛。
- 受损区域肌肉痉挛。
- 拉伸腰部时症状加重。
- 疼痛偶尔会放射至臀部及腘绳肌上部。

3. 产生原因
- 腰椎高度前凸，一般超过 35°，在女性中较为常见。
- 退行性椎间盘疾病。
- 两腿长度不一致，可以是功能性，也可能是结构性，前者十分常见，后者十分少见。
- 核心稳定性下降。
- 腰椎严重外伤。

4. 治疗方法
（1）急性损伤
- 休息，不能参与常规体育活动。

●标准抗感染治疗。

●运动按摩。

●神经肌肉治疗。

（2）急性损伤后：矫正训练，主要目的是提高患者下肢及腰－骨盆区域肌肉的稳定性，帮助其逐渐恢复训练（康复末期）

5. 锻炼方法

（1）拉伸运动：在没有疼痛感的前提下，患者应逐渐活动并拉伸所有骨盆、髋关节、膝关节及踝关节的肌肉，适应后可逐渐增加拉伸幅度。具体拉伸肌肉因人而异，但一般都应包括腰大肌、股直肌和腰椎竖脊肌。

（2）强化力量：患者应针对腰－骨盆区域所有力量不足的肌肉进行力量训练。具体肌肉因人而异，但一般情况下包括腹横肌、臀大肌、腘绳肌群及下腹肌。

6. 锻炼方式（详见第6章）

●四点支撑吸腹。

●下腹训练。

●罗马尼亚式硬拉（直腿硬拉）。

5.7.2　椎间盘突出——神经根压迫

1. 描述

在构成脊柱的每节椎骨之间的是椎间盘，椎间盘中部具有髓核，髓核外包绕着纤维环。椎间盘在椎体间起减震作用，需要承受来自脊椎的压力，特别是压缩和转向产生的压力。压力过大时椎间盘向外突出，突出又可以分为膨隆型和突出型（纤维环完全破裂，髓核突向椎管）。此时突出的椎间盘可能压迫神经根，进而产生疼痛。但是，也有椎间盘突出却不引起疼痛的情况。椎间盘膨隆或突出的最常见部分是后半侧部分，因为这部分没有后纵韧带支撑。坐着的运动，如划船和骑自行车，以及需要脊柱弯曲和旋转的运动（如板球、高尔夫球和棒球）中较易出现椎间盘突出。

2. 症状

●有中等至剧烈的间断隐痛及麻刺感，肌肉无力、麻木。

●腰部、臀部、腘绳肌、腓肠肌或足部都可能有疼痛感。

3. 产生原因

●提举技术动作不佳。

- 椎管狭窄。

- 腰椎前脱离。

- 腰椎后脱离。

- 退行性椎间盘疾病。

- 臀中肌力量不足(无法维持髋的侧向稳定)。

- 两腿长度不一致,可以是功能性(常见),也可能是结构性(十分少见)。

- 核心稳定性下降。

- 腰椎严重外伤。

4. 治疗方法

(1)急性损伤

- 休息,不能参与常规体育活动。

- 标准抗感染治疗。

- 运动按摩。

- 神经肌肉治疗。

- 主动放松术

(2)急性损伤后

- 矫正训练,主要目的是提高患者下肢及腰－骨盆区域肌肉的稳定性,帮助其逐渐恢复训练(康复末期)及比赛。

- 某些极端病例(如压迫马尾)需进行手术治疗。

5. 锻炼方法

(1)拉伸运动:在没有疼痛感的前提下,患者应逐渐活动并拉伸所有骨盆、髋关节、膝关节及踝关节的肌肉,适应后可逐渐增加拉伸幅度。具体拉伸肌肉因人而异,但一般都应包括腘绳肌和下腹肌。

(2)强化力量:患者应针对腰－骨盆区域所有肌肉进行力量训练。具体肌肉因人而异,但一般情况下包括腹横肌、多裂肌、腰大肌及竖脊肌。

6. 锻炼方式(详见第 6 章)

- 麦肯基俯卧撑。

- 四点支撑吸腹。

- 臀部与背部伸展。

5.7.3 峡部裂和峡部完全断裂

1. 描述

脊椎发生退行性病变时,易导致椎弓峡部骨折,即峡部裂,而峡部完全断裂是指椎弓峡部完全断裂,导致受累椎体向前脱离。包含大量反复伸展腰椎动作的运动中(如板球和体操)容易发生椎骨滑脱及脱离。

2. 症状

(1)椎骨滑脱

● 受累区域有疼痛感或肌肉无力。

● 腰部或腿部感觉异常。

● 症状一般集中于一侧。

● 脊椎僵硬、强直。

● 一般情况下拉伸腰椎会使相关症状变得更严重。

● 疼痛感有时可以放射至臀部及腘绳肌上部。

● 椎体滑脱后,作为代偿腰椎前凸不足,腘绳肌紧张。

(2)椎骨脱离

● 椎骨向前滑脱。

● 腘绳肌紧张。

● 步态异常。

● 臀部萎缩(肌肉萎缩)。

● 受累区域有疼痛感或肌肉无力。

● 疼痛感或感觉异常有时可以放射至臀部、腘绳肌、腓肠肌及足部。症状一般集中于身体一侧。

● 脊椎僵硬、强直。

● 一般情况下拉伸腰椎会使相关症状变得更严重。

● 坐位及尝试站立时可能会有疼痛感。

3. 产生原因

● 反复伸展腰椎。

● 腰椎高度前凸(一般超过 35°)。

● 核心稳定性下降。

4. 治疗方法

(1)急性损伤

- 休息,不能参与常规体育活动。

- 标准抗感染治疗。

- 运动按摩。

- 神经肌肉治疗。

(2)急性损伤后

- 矫正训练主要目的是提高患者下肢及腰－骨盆区域肌肉的稳定性,帮助其逐渐恢复训练(康复末期)及比赛。

- 椎骨脱离时如果保守治疗效果不佳,可能需要进行脊柱融合术。

5. 锻炼方法

(1)拉伸运动:在没有疼痛感的前提下,患者应逐渐活动并拉伸所有骨盆、髋关节、膝关节及踝关节的肌肉,适应后可逐渐增加拉伸幅度。具体拉伸肌肉因人而异。椎体滑脱患者的腘绳肌可能一直处于紧张状态,以维持椎体正常形态、减轻疼痛感。因此,拉伸腘绳肌可能会导致患者再次出现疼痛。一般情况下应注意避免拉伸腘绳肌或予以特别注意。

(2)强化力量:患者应针对腰－骨盆区域所有力量不足的肌肉进行力量训练。具体肌肉因人而异。包含伸展腰椎动作的训练可能会加重相关症状,训练中应注意避免。

6. 锻炼方式(详见第 6 章)

- 四点支撑吸腹。

- 下腹训练。

- 瑞士球上仰卧伸髋。

5.8 颈椎损伤与胸椎损伤

5.8.1 强直性脊椎炎

1. 描述

强直性脊椎炎患者由于慢性关节炎和自身免疫性反应,导致椎骨融合在一起。患者通常感觉到受累区域僵硬不自然。此类疾病好发于男性,普遍发生于 20~40 岁人群。

2. 症状

● 脊柱及骶髂关节有疼痛及僵硬感。

● 疼痛感有时可以放射至臀部。

● 疲劳、恶心。

● 一般可能伴随眼睛的炎症反应。

● 青春期前患者的足部及踝关节可能出现疼痛及肿胀,并可能发展为跟骨骨刺。

3. 产生原因

● 目前机制还不清楚,但是一般认为该病存在一定遗传因素的影响。

● 一种自身免疫反应。

● 有些研究认为,克雷伯菌属感染后机体的免疫反应可能与强直性脊柱炎有关。

4. 治疗方法

● 运动按摩。

● 提高肌肉平衡性。

● 标准抗感染治疗。

● 标准抗菌治疗。

● 低淀粉饮食。

5. 锻炼方法

(1)拉伸运动:患者应活动并拉伸所有颈部、肩部、背部及躯干上部的肌肉。具体拉伸肌肉因人而异。

(2)强化力量:患者应针对颈部、肩部及背部所有力量不足的肌肉进行力量训练。具体肌肉因人而异。

6. 锻炼方式(详见第6章)

● 四点支撑吸腹。

● 下腹训练。

● 单臂拉绳。

5.8.2 寰椎半脱位综合征

1. 描述

寰椎半脱位综合征指头部、寰椎及颈椎不呈一条直线,脊椎肌肉组织收缩,姿态异常和短腿现象。寰椎半脱位综合征的症状主要可以分为以下几部分：寰椎半脱位后机体直接的症状及表现；半脱位寰椎对中枢和外周神经系统的影响；半脱位后退行性病变带来的症状及表现。寰椎通常在头骨的枕骨下区域发生错位。可能出现头部外伤或摔倒的运动（比如英式足球、滑降滑雪、橄榄球、美式足球、拳击、武术、马术及赛车等）中，运动员容易发生寰椎半脱位综合征。寰椎半脱位综合征症状较为复杂，有时可能被误诊为一系列疾病的组合，此时应注意寰椎半脱位综合征发生概率要高于一系列疾病共同存在的概率。

2. 症状

● 可能没有任何异常表现。

● 功能性两腿不等长。

● 姿势性脊柱侧凸。

● 可能会因为一个不相关的损伤产生疼痛。

● 下颈部、背部及腰部可能会有疼痛感或断续隐痛。

● 可能头痛。

● 可能有驼背。

● 骶髂关节可能存在功能障碍。

● 可能出现内脏功能紊乱。

3. 产生原因

● 头部、颈部或肩部外伤（摔倒时手部骨折也有可能）。

● 呼吸不规律。

● 颞下颌关节肌肉平衡性差。

● 两眼视力不一致。

● 两侧前庭敏感性不同。

● 单侧足结构异常、两腿长度不一致。

4. 治疗方法

● 寰椎矫正治疗。

● 矫正训练。

● 可能需要矫正呼吸节律、颞下颌关节肌肉平衡性、视力、前庭功能及功能性两腿不等长。

5. 锻炼方法

(1)拉伸运动:患者应活动并拉伸所有颈部、肩部、背部及躯干上部的肌肉。具体拉伸肌肉因人而异。

(2)强化力量:患者应针对颈部、肩部及背部所有力量不足的肌肉进行力量训练,具体肌肉因人而异。

6. 锻炼方式(详见第 6 章)

● 深层颈屈肌稳定性训练。

● 颈部瑞士球训练。

● 单臂哑铃耸肩。

5.8.3　挥鞭伤

1. 描述

挥鞭伤是一种发生于颈部的损伤,该损伤发生时颈部常由于突然加速或突然减速(即颈部过度屈伸)产生变形。它可能导致颈部肌肉劳损或颈部韧带扭伤,同时还可以导致神经损伤或颈椎骨折。涉及碰撞的运动,如赛车、马术、橄榄球、美式足球、滑雪、冰球和足球运动中容易出现此类损伤。

2. 症状

● 颈部及背部出现疼痛感(可能为断续隐痛),这种疼痛感可能在损伤一段时间后才出现。

● 肩部出现牵涉痛。

● 两臂可能有麻木感。

● 头痛和(或)有眩晕感。

● 可能出现视线模糊。

● 可能出现下颌损伤及功能紊乱。

3. 产生原因

● 碰撞损伤(各种角度的碰撞都有可能)中,颈椎突然出现屈曲或伸展可能会导致此类损伤。

4. 治疗方法

(1)急性损伤

● 立即就医,确认是否有颈椎骨折、神经损伤及脑震荡。

● 休息,停止正常体育活动。

- 损伤后 24 小时内冰敷。
- 标准抗感染治疗。

（2）急性损伤后

- 运动按摩（急性阶段后才可进行按摩）。
- 寰椎矫正治疗。
- 在没有疼痛感的前提下，患者应逐渐增加颈部各个方向的活动范围。
- 矫正训练，主要目的是提高患者上半身肌肉的平衡性，帮助其逐渐恢复训练（康复末期）及比赛。

5. 锻炼方法

（1）拉伸运动：在没有疼痛感的前提下，患者应活动并拉伸所有颈部、肩部、背部及躯干上部的肌肉，适应后可逐渐增大拉伸幅度。具体拉伸肌肉因人而异。

（2）强化力量：患者应针对颈部、肩部及背部所有力量不足的肌肉进行力量训练。具体肌肉因人而异。

6. 锻炼方式（详见第 6 章）

- 深层颈屈肌稳定性训练。
- 颈部瑞士球训练。
- 单臂哑铃耸肩。

5.9 胸部及腹部损伤

5.9.1 胸大肌拉伤

1. 描述

胸大肌位于胸廓的前上部，起自锁骨内侧半、胸骨和第一到第六肋软骨，肌束向外侧集中，止于肱骨大结节嵴。胸大肌拉伤即为胸大肌发生一级、二级或三级拉伤。患者几乎全部集中于 20~50 岁的男性。

2. 症状

- 胸部及大臂出现疼痛感。
- 拉伤侧手臂虚弱无力。
- 瘀青。
- 肌肉完全撕裂时皮肤表面形成凹陷。

3. 产生原因

● 力量运动(如举重),尤其是仰卧推举。

● 接触型运动中的封阻及拦截等动作。

● 应用类固醇可能会增加胸大肌拉伤的风险。

4. 治疗方法

(1)急性拉伤

● 损伤发生后的 24~48 小时内,应用 RICE 方法,避免发生进一步损伤,同时加快愈合速度。

● 标准抗感染治疗。

(2)急性拉伤后

● 运动按摩。

● 矫正训练,主要目的是提高患者上半身肌肉的平衡性,帮助其逐渐恢复训练(康复末期)及比赛,同时预防损伤再次发生。

● 力量训练应从肌肉等长收缩训练开始,然后是向心收缩训练,最后增加离心收缩训练。

● 三级拉伤患者可能需要接受手术治疗。

5. 锻炼方法

(1)拉伸运动

● 患者应该在没有疼痛感的前提下,逐渐平缓地活动肩关节。

● 患者应活动并拉伸所有颈部、肩关节、背部及躯干上部的肌肉。具体拉伸肌肉因人而异。

(2)强化力量:患者应针对颈部、肩部及背部所有力量不足的肌肉进行力量训练。具体肌肉因人而异。

6. 锻炼方式(详见第 6 章)

● 俯卧马步。

● 单臂推绳。

5.9.2 肋骨骨折

1. 描述

12 根肋骨中任一根骨折即为肋骨骨折。在接触型运动中较为常见,拳头或肘部对肋骨的打击或者跌落至硬面如地面,都可能使运动员肋骨骨折。橄榄球、美式足球、拳击和武术运动员特别容易出现肋骨骨折。

2. 症状

● 骨折部位有疼痛感及肿胀现象。

● 呼吸困难。

● 咳嗽及打喷嚏时有疼痛感。

3. 产生原因

● 胸廓外伤。

● 拳头、肘关节撞击肋骨或踢在肋骨上。

● 跌落至硬面导致胸廓着地。

4. 治疗方法

● 休息是唯一有用的方法。

● 需要医疗护理。

5. 锻炼方法

(1)拉伸运动:没有合适的拉伸运动。

(2)强化力量

● 没有特定的有助于愈合的强化运动。

● 损伤愈合后,针对核心肌群进行力量训练有助于预防肋骨再次发生损伤。

6. 锻炼方式(详见第 6 章)

● 四点支撑吸腹。

● 伐木动作。

● 硬拉。

5.9.3 胸锁关节扭伤

1. 描述

胸锁关节是连接胸骨和锁骨的滑膜关节;它由关节盘分割成上、下两部分,周围由四个韧带加强。胸锁关节扭伤是指胸锁关节的一条或多条韧带的一级、二级或三级扭伤。可能造成运动员躯干外伤或跌倒的运动中(例如英式足球、滑降滑雪、橄榄球、美式足球、拳击、武术、马术和赛车运动)容易出现胸锁关节扭伤。

2. 症状

● 关节部位有触痛感。

● 疼痛放射至肩关节。

3. 产生原因

● 躯干或肩关节外伤。

● 跌倒时用手减弱下降的力量。

4. 治疗方法

● 休息,停止日常训练

● 立即就医,注意胸锁关节附近有很多重要的大血管。

5. 锻炼方法

(1)拉伸运动:一旦患者情况允许,应该在没有疼痛感的前提下逐渐平缓地活动肩膀,以帮助脊柱和腹部完全恢复至伤前的活动范围,适当的活动也可以使瘢痕组织更好地生长排列。

(2)强化力量

● 没有特定的有助于愈合的强化运动。

● 可以选择闭链运动作为整个康复训练的开始。

6. 锻炼方式(详见第6章)

● 俯卧马步。

5.10 肩膀损伤

5.10.1 肩锁关节扭伤

1. 描述

肩锁关节是将肩胛骨的肩峰连接至锁骨的滑膜关节,周围由3条韧带加固。肩锁关节扭伤是指包绕肩锁关节的一条或多条韧带的一级、二级或三级扭伤。可能造成运动员躯干外伤或跌倒的运动中(如英式足球、滑降滑雪、橄榄球、美式足球、拳击、武术、马术和赛车运动)容易出现肩锁关节扭伤。

2. 症状

● 关节部位有触痛感。

● 整个肩关节都有疼痛感。

● 可能出现肿胀。

3. 产生原因

● 躯干或肩关节外伤。

● 用手减弱下降的力量。

4. 治疗方法

● 休息,停止日常训练。

● 损伤后,胳膊可能需要立即用悬带固定。

● 绷带包扎。

● 标准抗感染治疗。

● 韧带完全撕裂患者可能需要进行手术治疗。

5. 锻炼方法

(1)拉伸运动:一旦患者情况允许,应该在没有疼痛感的前提下逐渐平缓地活动肩膀,以帮助脊柱和腹部完全恢复至伤前的活动范围,同时适当活动可以使瘢痕组织更好地生长排列。

(2)强化力量

● 没有特定的强化运动,有助于愈合。

● 可以选择闭链运动作为整个康复训练的开始。

6. 锻炼方式(详见第 6 章)

● 胸小肌拉伸。

● 眼镜蛇式俯卧。

● 俯卧马步。

5.10.2　肱二头肌拉伤

1. 描述

肱二头肌长头起于肩胛骨盂上粗隆,短头起于肩胛骨喙突,止于桡骨粗隆和前臂筋腱膜。肱二头肌任一条肌肉或肌腱发生一级、二级或三级撕裂即为肱二头肌拉伤。最常见的损伤部位是肱二头肌长头近端肌腱,同时可伴随肩袖肌群拉伤或肩关节盂唇撕裂。需要进行规律举重训练或比赛的运动员易发生肱二头肌拉伤。

2. 症状

● 上臂突然产生尖锐疼痛感。

● 可能会听到折断声。

● 受累区域有触痛感。

● 受累上肢力量不足。

● 完全撕裂时,肌肉可能会聚集隆起。

3. 产生原因

● 举重过重,肘关节负荷过度。

● 上交叉综合征。

● 肱二头肌肌腱撞击肩峰。

4. 治疗方法

(1)急性拉伤

● RICE 方法。

● 标准抗感染治疗。

(2)急性拉伤后

● 运动按摩。

● 在患者没有疼痛感的前提下,逐渐增加肩关节及肘关节的活动范围。

● 矫正训练,主要目的是提高患者上半身肌肉的平衡性,帮助其逐渐恢复训练(康复末期)及比赛,同时预防损伤再次发生。

● 力量训练应从肌肉等长收缩训练开始,然后是向心收缩训练,最后增加离心收缩训练。

● 某些完全撕裂病例可能需要进行手术治疗。

5. 锻炼方法

(1)拉伸运动

● 在患者没有疼痛感的前提下,逐渐增加肩关节的活动范围。

● 患者应逐渐活动并拉伸所有颈部、肩部、背部及躯干上部的肌肉。具体拉伸肌肉因人而异。一般来说肱二头肌拉伤患者胸小肌都会处于一个比较紧张的状态,常需进行拉伸。

(2)强化力量

● 患者应针对颈部、肩部及背部所有力量不足的肌肉进行力量训练。具体肌肉因人而异。

●肱二头肌拉伤患者的菱形肌、斜方肌(中束)、小圆肌、冈下肌、颈长肌和头长肌通常都会力量不足。

6. 锻炼方式(详见第 6 章)

●肩袖缆绳训练。

●眼镜蛇式俯卧。

●俯卧马步。

5.10.3　肩关节脱位

1. 描述

当肱骨头与盂肱关节内的肩胛骨分离时,即为肩部脱位。肩关节脱位按肱骨头的位置分为前脱位(约占全部脱位的 95%)、后脱位(约占全部脱位的 4%)或下脱位(约占全部脱位的 1%)。肩关节是人体活动幅度最大,也是最不稳定的关节,因此肩关节是最常发生脱位的关节。脱位时关节囊、韧带、骨、血管、神经和肌腱常常同时发生损伤。参加易对躯干造成损伤的运动(如英式足球、滑降滑雪、橄榄球、美式足球、拳击、武术、马术和赛车)的运动员更容易发生肩关节脱位。

2. 症状

●肩关节附近有明显疼痛感。

●伤侧胳膊无法活动。

●肩关节明显错位。

●伤侧胳膊可能感到麻木。

3. 产生原因

●躯干或肩关节外伤。

●跌倒时用手减弱下降的力量,尤其是手臂外展或旋转角度很大时。

4. 治疗方法

(1)急性错位

●一般情况下都需要进行手术治疗。

●休息,停止正常体育活动。

●损伤后,胳膊可能需要立即用悬带固定。

●用绷带包扎。

● 标准抗感染治疗。

（2）急性错位后

● 在患者没有疼痛感的前提下，逐渐增加肩关节的活动范围。

● 矫正训练，主要目的是提高患者上半身肌肉的平衡性，帮助其逐渐恢复训练（康复末期）及比赛，同时预防损伤再次发生。

● 力量训练应从肌肉等长收缩训练开始，然后是向心收缩训练，最后增加离心收缩训练。

5. 锻炼方法

（1）拉伸运动一旦患者状况允许，应尽快在没有疼痛感的前提下逐渐平缓地活动肩部，以帮助脊柱及腹部完全恢复至伤前的活动范围，同时适当活动可以使瘢痕组织更好地生长排列。

（2）强化力量

● 没有特定的强化运动，有助于愈合。

● 可以选择闭链运动作为整个康复训练的开始。

6. 锻炼方式（详见第 6 章）

● 肩关节活动。

● 俯卧马步。

● 肩袖缆绳训练。

5.10.4　锁骨骨折

1. 描述

撞击锁骨、重重跌落时肩膀着地或张开手臂在跌倒过程中起缓冲作用时都有可能造成锁骨骨折，两侧锁骨均有可能骨折。橄榄球、冰球和美式足球等运动中，运动员容易出现锁骨骨折。

2. 症状

● 剧烈疼痛感。

● 骨折部位出现肿胀。

● 可能出现肉眼可见的变形。

3. 产生原因

● 锁骨外伤。

- 重重跌落时肩膀着地。
- 张开手臂在下降过程中起缓冲作用。

4. 治疗方法

- 休息。
- 标准抗感染治疗。
- 损伤后用悬带固定伤侧胳膊 1~2 周。
- 标准抗感染治疗及镇痛治疗。

5. 锻炼方法

(1)拉伸运动

- 1~2 周后,患者应该在没有疼痛感的前提下,逐渐在各个运动平面活动肩关节,适应后可逐渐增加活动范围。
- 患者应逐渐活动并拉伸所有颈部、肩部、背部及躯干上部的肌肉。具体拉伸肌肉因人而异。一般来说患者胸小肌都会处于一个比较紧张的状态,常需进行拉伸。

(2)强化力量:患者应针对颈部、肩部及背部所有力量不足的肌肉进行力量训练。具体肌肉因人而异。

6. 锻炼方式(详见第 6 章)

- 肩关节活动。

5.10.5 盂唇撕裂

1. 描述

肩关节盂唇是关节盂边缘上起加深关节盂作用的软骨盘。很多情况下可以发生盂唇撕裂,常见于棒球、板球、排球、游泳及网球等运动。这是因为在这些运动中,运动员的手臂常处于过顶姿势。

2. 症状

- 肩膀附近有搏动性钝痛。
- 患者常因为肩部疼痛感难以入睡。
- 伤侧上肢无力。
- 可能会有皮肤被抓或捏的感觉。
- 举手过肩的动作通常会加重症状。

● 肩关节的活动范围可能受限。

3. 产生原因

● 反复、快速的举手过肩动作。

● 上交叉综合征。

● 肩关节稳定性差。

● 肩部外伤,包括肩关节脱位。

● 肱二头肌损伤。

4. 治疗方法

(1)急性损伤

● 可能需要手术治疗以修复盂唇。

● 休息,不能进行举手过肩动作。

● 标准抗感染治疗。

(2)急性损伤后

● 运动按摩。

● 用绷带包扎。

● 在没有疼痛感的前提下,逐渐增加肩部的活动范围。

● 矫正训练,主要目的是提高患者上半身肌肉的平衡性,帮助其逐渐恢复训练(康复末期)及比赛,预防损伤再次发生。

● 力量训练应从肌肉等长收缩训练开始,然后是向心收缩训练,最后增加离心收缩训练。

5. 锻炼方法

(1)拉伸运动

● 患者应该在没有疼痛感的前提下,逐渐增加肩关节活动范围。

● 患者应逐渐活动并拉伸所有颈部、肩部、背部及躯干上部的肌肉。具体拉伸肌肉因人而异。一般来说患者胸小肌都会处于一个比较紧张的状态,常需进行拉伸。

(2)强化力量

● 患者应针对颈部、肩部及背部所有力量不足的肌肉进行力量训练。具体肌肉因人而异。

● 逐渐增加关节负荷强度,一般以闭链运动作为整个康复训练的开始。

● 盂唇撕裂患者的菱形肌、斜方肌(中束)、小圆肌、冈下肌、颈长肌和头长肌通常都会力量不足。

6. 锻炼方式(详见第 6 章)

● 肩袖缆绳训练。

● 眼镜蛇式俯卧。

● 俯卧马步。

5.10.6　肩撞击综合征(游泳肩或投掷肩)

1. 描述

夹在喙肩穹与肱骨头之间的肩袖肌腱遭受磨损和撞击,持续的撞击导致肩袖肌腱敏感并出现炎症反应,即为肩部撞击综合征。如果不及时治疗,可能发展为肩袖肌腱拉伤。此损伤常见于棒球、板球、排球、游泳及网球等运动,因为在这些运动中,运动员的手臂常处于过顶姿势。

2. 症状

● 伤侧手臂有疼痛感、虚弱无力,失去活动能力。

● 举手过肩的动作通常会加重症状。

● 肩关节的活动范围可能受限。

3. 产生原因

● 上交叉综合征。

● 骨刺。

● 肩关节稳定性差。

4. 治疗方法

(1)急性损伤

● 休息,不能进行手臂过肩动作。

● 标准抗感染治疗。

(2)急性损伤后

● 运动按摩。

● 用绷带包扎。

● 在没有疼痛感的前提下,逐渐增加肩部的活动范围。

● 矫正训练,主要目的是提高患者上半身肌肉的平衡性,帮助其逐渐恢复训练(康复末期)及比赛,预防损伤再次发生。

- 力量训练应从肌肉等长收缩训练开始,然后是向心收缩训练,最后增加离心收缩训练。

- 有些患者可能需要进行手术治疗,以切除骨刺。

5. 锻炼方法

(1)拉伸运动

- 患者应该在没有疼痛感的前提下,逐渐增加肩关节活动范围。

- 患者应逐渐活动并拉伸所有颈部、肩部、背部及躯干部位的肌肉。具体拉伸肌肉因人而异。一般来说患者的胸小肌都会处于一个比较紧张的状态,常需进行拉伸。

(2)强化力量

- 患者应针对颈部、肩部及背部所有力量不足的肌肉进行力量训练。具体肌肉因人而异。

- 肩部撞击综合征患者的菱形肌、斜方肌(中束)、小圆肌、冈下肌、颈长肌和头长肌通常都会力量不足。

6. 锻炼方式(详见第 6 章)

- 胸小肌拉伸。

- 眼镜蛇式俯卧。

- 俯卧马步。

5.10.7　肩袖损伤

1. 描述

肩袖肌肉由冈上肌、冈下肌、小圆肌以及肩胛下肌组成。肩袖肌肉或肌腱发生一级、二级或三级撕裂,即为肩袖损伤。肩袖肌腱比肌肉更容易受伤,而最易受损伤的肌肉为冈上肌。肩袖损伤是一种常见的肩部损伤,常见于棒球、板球、排球、游泳及网球等运动,因为在这种运动中,运动员的手臂常处于过顶姿势。

2. 症状

- 肩膀外侧区域有疼痛感。

- 举起手臂时有疼痛感。

- 伤侧手臂无力。

● 举手过肩的动作通常会加重症状。

● 肩关节的活动范围可能受限。

3. 产生原因

● 上交叉综合征。

● 骨刺。

● 肩关节稳定性差。

4. 治疗方法

(1)急性损伤

● 休息,不能进行举手过肩动作。

● 标准抗感染治疗。

(2)急性损伤后

● 运动按摩。

● 用绷带包扎。

● 在没有疼痛感的前提下,逐渐增加肩部的活动范围。

● 矫正训练,主要目的是提高患者上半身肌肉的平衡性,帮助其逐渐恢复训练(康复末期)及比赛,预防损伤再次发生。

● 力量训练应从肌肉等长收缩训练开始,然后是向心收缩训练,最后增加离心收缩训练。

● 有些患者可能需要进行手术治疗,以切除骨刺。

5. 锻炼方法

(1)拉伸运动

● 患者应该在没有疼痛感的前提下,逐渐增加肩关节的活动范围。

● 患者应逐渐活动并拉伸所有颈部、肩部、背部及躯干上部的肌肉。具体拉伸肌肉因人而异。一般来说患者胸小肌都会处于一个比较紧张的状态,常需进行拉伸。

(2)强化力量

● 患者应针对颈部、肩部及背部所有力量不足的肌肉进行力量训练。具体肌肉因人而异。

● 肩袖损伤患者的菱形肌、斜方肌(中束)、小圆肌、冈下肌、颈长肌和头长肌通常都会力量不足。

6. 锻炼方式（详见第 6 章）

- 肩袖缆绳训练。

- 眼镜蛇式俯卧。

- 俯卧马步。

5.11　肘部损伤

5.11.1　肱骨内上髁炎（高尔夫球肘）

1. 描述

肱骨内上髁部是前臂伸肌群的起点。一般认为高尔夫球肘是由于肘、腕反复用力长期劳累或用力过猛、过久，屈肌肌腱受到反复的牵拉刺激造成的微损伤。尽管该病以高尔夫球肘命名，但实际上它几乎可以发生于所有运动中，在棒球和板球等投掷运动中更为常见。

2. 症状

- 内上髁区域有疼痛感。

- 握紧物体时，疼痛可以向下放射至小臂。

3. 产生原因

- 手臂长期劳累、过度使用。

- 在投掷运动中，肘部快速减速。

- 肱骨内上髁受到直接外伤。

- 运动量突然增加。

4. 治疗方法

（1）急性损伤

- 休息，不能参与常规体育活动和训练。

- 损伤后 24~48 小时内冰敷。

- 标准抗感染治疗。

（2）急性损伤后

- 加热治疗。

- 运动按摩。

- 主动放松术。

● 在没有疼痛感的前提下,逐渐增加腕关节及肘关节的活动范围。

● 矫正训练,主要目的是提高患者上半身肌肉的平衡性,帮助其逐渐恢复训练(康复末期)及比赛,预防损伤再次发生。

● 力量训练应从肌肉等长收缩训练开始,然后是向心收缩训练,最后增加离心收缩训练。

5. 锻炼方法

(1)拉伸运动

● 患者应该在没有疼痛感的前提下,逐渐增加腕关节及肘关节活动范围。

● 患者应逐渐活动并拉伸所有颈部、肩部、背部及躯干上部的肌肉。具体拉伸肌肉因人而异。

(2)强化力量

● 患者应针对颈部、肩部及背部所有力量不足的肌肉进行力量训练。具体肌肉因人而异。

● 前臂屈肌力量训练时,等长收缩、向心收缩和离心收缩的训练内容都应包括在内。

6. 锻炼方式(详见第 6 章)

● 屈腕。

● 实心球肩内旋。

5.11.2　网球肘

1. 描述

网球肘指的是附着于肱骨外侧髁的腕伸肌腱发炎疼痛。一般认为,手臂长时间过度使用、长期劳累,容易诱发伸肌肌腱微损伤。外上髁的直接外伤和桡神经卡压也可能是造成网球肘的原因。尽管该病以网球肘命名,但实际上它几乎可以发生于所有运动中。此病在 30 岁以上人群中更常见。

2. 症状

● 外上髁区域有疼痛感。

● 伸腕、抓推时常会产生疼痛感。

3. 产生原因

● 长期过度使用手臂。

- 在举手过顶动作中,腕快速减速,尤其在网球运动中常见。
- 肱骨外上髁受到直接外伤。
- 桡神经与肘关节关节囊粘连。

4. 治疗方法

(1)急性损伤

- 休息,停止正常体育活动和训练。
- 损伤后 24~48小时内冰敷。
- 标准抗感染治疗。

(2)急性损伤后

- 加热治疗。
- 运动按摩。
- 主动放松术。
- 在没有疼痛感的前提下,逐渐增加腕关节及肘关节的活动范围。
- 矫正训练,主要目的是提高患者上半身肌肉的平衡性,帮助其逐渐恢复训练(康复末期)及比赛,预防损伤再次发生。
- 力量训练应从肌肉等长收缩训练开始,然后是向心收缩训练,最后增加离心收缩训练。

5. 锻炼方法

(1)拉伸运动

- 患者应该在没有疼痛感的前提下,逐渐增加腕关节及肘关节活动范围。
- 患者应逐渐活动并拉伸所有颈部、肩部、背部及躯干上部的肌肉。具体拉伸肌肉因人而异。

(2)强化力量

- 患者应针对颈部、肩部及背部所有力量不足的肌肉进行力量训练。具体肌肉因人而异。
- 前臂伸肌力量训练时,等长收缩、向心收缩和离心收缩的训练内容都应包括。

6. 锻炼方式(详见第6章)

- 伸腕。
- 实心球肩外旋。

5.12 腕部损伤

5.12.1 手舟骨骨折

1. 描述

手舟骨是位于手掌拇指侧、桡骨茎突远侧的一块花生型骨。它是腕关节八块腕骨之一。手舟骨是腕骨中最容易骨折的，通常由于跌落时手部着地引起。有些运动项目中，运动员跌倒比较常见，比如滑板、骑自行车、自行车越野赛、单板滑雪、滑降滑雪、速滑和马术，参加这些运动的运动员更容易出现手舟骨骨折。

2. 症状

- 腕部有疼痛感。

- 拇指下方区域敏感，且有疼痛感。

- 骨折部位可能会出现肿胀。

3. 产生原因

- 跌倒时，手部过度牵伸位。

- 直接外伤。

4. 治疗方法

- 石膏固定 9~12 周。

- 如果骨折处不能自行愈合，可能需要配合电刺激治疗。

- 某些病例需要进行手术治疗。

- 石膏拆除后，在没有疼痛感的前提下，患者应逐渐增加腕关节的活动范围。

- 力量训练应从肌肉等长收缩训练开始，然后是向心收缩训练，最后增加离心收缩训练。注意可能需要增加前臂肌肉的力量训练。

5. 锻炼方法

（1）拉伸运动：患者应该在没有疼痛感的前提下，逐渐增加腕关节及肘关节的活动范围。

（2）强化力量：前臂屈肌、伸肌、旋前肌及旋后肌力量训练时，应包括等长收缩、向心收缩和离心收缩的训练内容。

6. 锻炼方式(详见第 6 章)

- 屈腕。
- 伸腕。

5.13　环境引起的损伤

5.13.1　脱水

1. 概述

水分摄入量小于消耗量时,人体过度缺水,即为脱水。在炎热的天气中进行强度大、持续时间长的体力活动时,如铁人三项运动员、马拉松运动员、超长跑运动员、板球运动员及自行车运动员,如果在比赛或训练过程中无法及时补充水分,就容易出现脱水。

2. 症状

- 嘴唇干燥。
- 出汗减少或停止。
- 头晕。
- 肌肉痉挛。
- 恶心呕吐
- 心悸。

3. 产生原因

- 出汗过多;在炎热、潮湿及日晒的环境中运动。
- 呕吐。
- 腹泻。
- 无法及时补充水分。

4. 治疗方法

- 频繁、少量补充水分。
- 补液时以矿泉水或富含电解质的功能饮品为宜。
- 一个运动员每天摄入水分的最低标准是每千克体重 0.033L 水。
- 补液时应避免选择含咖啡因或含糖量过高的饮品。
- 某些极端情况下,可能需要静脉输液以补充体内水分。

5.13.2　中暑

1.概述

当人体因体温过高出现生理及神经症状时,可能有生命危险。在阳光直射且温度、湿度都很大的情况下进行高强度的体力活动,运动员有可能会中暑。因为儿童及老年人控制体温的能力较差,其发生中暑的可能性也较大。在炎热的天气中进行强度很大、持续时间很长的体力活动的人(如铁人三项运动员、马拉松运动员、超长跑运动员、板球运动员、沙滩排球运动员、自行车运动员及网球运动员)容易出现中暑。

2.症状

- 体温升高。
- 出汗较少,皮肤又红又烫或者干燥发红。
- 脉搏变快。
- 呼吸困难。
- 行为异常。
- 幻觉。
- 意识模糊。
- 情绪烦乱。
- 定向障碍。
- 惊厥。
- 可能会出现昏迷。

3. 产生原因

- 在十分炎热的环境中运动。
- 在湿度很大的环境中运动。
- 在阳光直射中持续运动很长时间。
- 脱水。

4. 治疗方法

- 立即送急诊就医。
- 将运动员转移至阴凉处。
- 用凉水冷敷皮肤表面。

● 用风扇为运动员解暑。

● 在运动员腋下和腹股沟区域用冰块降温。

5.13.3　冻伤

1. 概述

身体某个部位温度过低时,由于机体局部血液流动减少(因此温度也会降低),导致血管和组织冻结,可能会发生冻伤。人体最常发生冻伤的部位是手、脚、鼻子和耳朵。浅表冻伤时,皮肤和皮下组织出现损伤,而深层冻伤时,肌肉、肌腱、神经和骨组织也会受到影响。一级冻伤刺激皮肤,二级冻伤引起水泡,但不会产生严重损伤,而三级冻伤会对皮肤的各层组织产生影响并导致永久性的组织损伤。在寒冷气候中参加比赛的运动员(包括登山运动员、越野滑雪运动员和冬季两项运动员)特别容易发生冻伤。此外,儿童和老年人也容易发生冻伤。

2. 症状

● 皮肤表面疼痛、麻木,有灼烧感。

● 感觉丧失。

● 根据冻伤严重程度不同,冻伤部位皮肤可能会变得苍白、发红、青紫甚至发黑。

● 可能会出现透明或略带紫色的水疱。

● 受冻部位可能会变得坚硬。

3. 产生原因

● 外界环境极度寒冷。

● 寒冷时没有穿着足够的衣物进行保暖。

4. 治疗方法

● 尽可能立即就医。

● 使患者脱离寒冷的环境。

● 利用热水为冻伤部位复温(40℃/104°F),一般持续 15~30 分钟,或直到冻伤部位解冻为止。如果现场没有温度计,可以用没有冻伤的手试水温,以免冻伤部位被烧伤。请注意在复温的过程中,冻伤部位可能会有剧烈的疼痛感。

● 可能需要镇痛。

● 一般不推荐使用干热的方法复温,因为干热可能会烧伤受伤组织或使受伤组织脱水。

- 如果冻伤部位可能会被再次冻上,则不应复温。
- 应保持冻伤处所有水疱及伤口的干燥清洁,可以小心涂抹芦荟胶。
- 在某些极端情况下,患者冻伤处可能需要截肢。

5.13.4　体温过低

1. 概述

人体温度降低至低于 35℃(95°F)以下时,即为体温过低。体温过低时由于内脏功能衰竭,患者可能有生命危险。当机体暴露于寒冷的外界环境时,没有足够的衣物进行保暖,同时浸泡于水中(包括淋雨),可能会出现体温过低的症状。在寒冷潮湿的气候中参加比赛的运动员(如登山运动员、越野滑雪运动员、水手、滑水运动员和冲浪运动员)特别容易出现体温过低。此外,儿童和老年人也容易出现体温过低。

2. 症状

- 开始时会感觉到寒冷,通常还会伴随寒战。
- 开始时会感觉到饥饿和恶心,随后失去知觉。
- 感觉混乱。
- 困倦、嗜睡。
- 说话时发音含混不清。
- 丧失意识。
- 昏迷。

3. 产生原因

- 外界环境极度寒冷。
- 外界环境潮湿。
- 没有穿着足够的衣物进行保暖。

4. 治疗方法

- 尽可能立即就医。
- 使患者脱离寒冷的环境,转移至温暖安全的区域。
- 应尽快换下潮湿的衣物,从头到脚换上干燥的衣物。
- 呼吸监测,必要时进行心肺复苏术(CPR)。

● 可以通过为患者盖上温暖的毛毯或使用身体接触的方法帮助其复温。

5.13.5 晒伤

1. 概述

过度暴露于阳光中的紫外线辐射时,皮肤出现的炎症病症,即为晒伤。在温暖、阳光充足的环境中(特别是上午 10 点至下午 3 点),竞赛的运动员(包括板球运动员、自行车运动员、网球运动员、沙滩排球运动员和田径运动员)晒伤的风险更高。与水和雪有关的运动中,运动员晒伤的风险也较高,如帆船、赛艇、皮划艇、滑雪和登山。因为阳光在水和雪的表面反射,紫外线辐射更强。海拔较高和纬度较低的地区风险也较高。此外,肤色浅的运动员比那些皮肤深的运动员更易晒伤。

2. 症状

● 皮肤发红、发热,且比较敏感。

● 接触或摩擦皮肤时有疼痛感。

● 可能会出现脱水。

● 皮肤表面可能会肿胀,出现水疱或脱皮。

● 可能会出现皮疹。

3. 产生原因

● 阳光直射。尤其是夏季阳光强烈时,阳光直射更容易发生晒伤。

● 阳光直射时,没有用防晒霜或衣物保护皮肤。黑色素细胞通过产生黑色素,保护皮肤免受紫外线辐射的影响。一旦紫外线的辐射量超过了黑色素的代偿范围,人体就会被晒伤。

4. 治疗方法

● 使患者脱离阳光直射的环境,转移至荫蔽处。

● 如果现场没有荫蔽处,可以用衣物进行遮挡。

● 晒伤不严重时可以饮用凉爽的水。

● 在晒伤部位覆盖凉爽潮湿的敷布。

● 浸泡于冷水中,擦干时用毛巾轻拍,不要摩擦皮肤。

● 可以在晒伤处涂抹芦荟胶。

● 在水疱处使用干净绷带包扎。

● 症状严重时,应该就医寻求医疗帮助。

第6章 康复训练活动

6.1 麦肯基俯卧撑(图6.1,图6.2)

1. 起始姿势

面部朝下趴着(俯卧位),肘部屈曲,掌心向下,置于肩膀旁边。

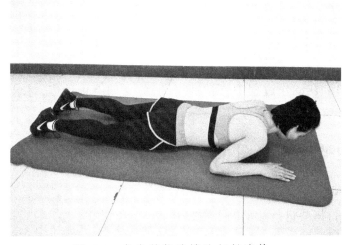

图6.1 麦肯基俯卧撑的起始姿势。

2. 动作描述

●吸气,再呼气,呼气时手臂用力,将脊柱椎体按照从上到下的顺序依次抬高。

●骨盆(髂前上棘)保持与地面接触。

●吸气,在骨盆不离开地面的前提下,尽可能地抬高上身。呼气,让身体回到起始姿势。

● 每次动作都应做到标准,并尝试将椎体抬得更高。

3. 动作要领

● 骨盆不应离开地面。

● 保持头部与脊柱呈一条直线(头部与颈部不要伸展或屈曲)。

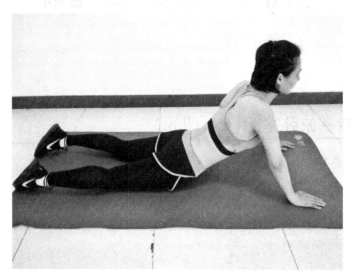

图 6.2 麦肯基俯卧撑的动作要领。

注意:如果在动作过程中感觉到疼痛,应立刻停止动作,寻求专业人员的帮助。

6.2 正中神经松动(图 6.3)

1. 起始姿势

● 站立时,将要进行活动的手臂打开。

● 肩膀外旋,肘关节和腕关节完全展开。

2. 动作描述

● 将头部偏向一侧,直到神经出现紧张感,再把头偏回中间一点,让神经稍稍松弛。

● 保持神经处于被拉伸的状态,头部偏向一侧的同时,另一侧手腕随之屈曲。随后,头部向中间移动时,手腕随之伸展。

3. 动作要领

● 此动作不宜过于用力,动作过程中不要让手臂、颈部和肩膀感觉到疼痛或刺痛。

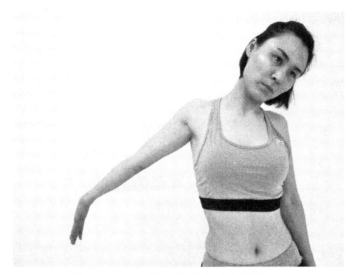

图 6.3　正中神经松动的动作描述。

6.3　桡神经松动（图 6.4）

1. 起始姿势

● 站立时，将要进行活动的手臂打开。

● 肩膀内旋，手握成拳，腕关节完全屈曲，肘关节完全展开。

2. 动作描述

● 将头部偏向一侧，直到神经出现紧张感，此时肩膀外展，再把头偏回中间一点，让神经稍稍松弛。

● 保持神经处于被拉伸的状态，头部偏向一侧的同时，另一侧手腕随之伸展。随后，头部向中间移动时，手腕随之屈曲。

3. 动作要领

此动作不宜过于用力，动作过程中不要让手臂、颈部和肩膀感觉到疼痛或刺痛。

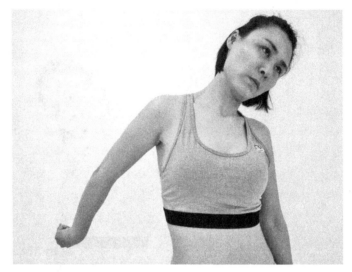

图 6.4　桡神经松动的动作描述。

6.4　肩关节活动（图 6.5,图 6.6）

1. 起始姿势

● 站立时,准备进行活动的手臂收于身侧。

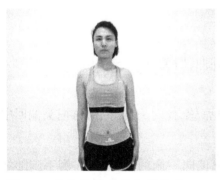
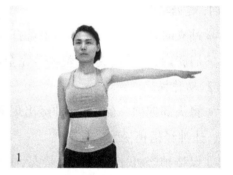

图 6.5　肩关节活动的起始姿势。　　图 6.6　肩关节活动的动作描述。（待续）

2. 动作描述

● 在没有疼痛感的前提下,使肩关节在所有运动平面内活动。

● 在没有疼痛感的前提下,让手臂向前、后、上、下及两侧尽可能地伸展。

3. 动作要领

● 整个过程中要保持动作标准。

● 不宜过于用力,不要让身体感觉到疼痛或发生肌肉痉挛。

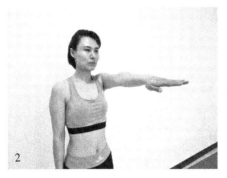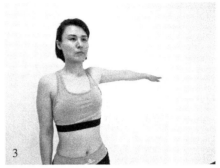

图 6.6（续）

6.5　拉伸

6.5.1　腹肌（图 6.7）

1. 起始姿势

● 在瑞士球上仰卧，让骶骨、脊柱和头部都与瑞士球接触，膝关节弯曲支撑在地面上。

● 手臂打开，伸过头顶。

2. 动作描述

● 为了使腹肌拉伸程度加大，逐渐伸展膝关节，将头部尽可能地后仰向地板方向，直至感觉腹肌被拉伸。

● 用鼻子进行呼吸，让腹部随着呼吸收缩和扩张。每呼吸 2~3 次，就将拉伸的力度增加一些。

● 每组动作持续 1~2 分钟。

3. 动作要领

● 在拉伸过程中，应保持骶骨始终与球面接触。

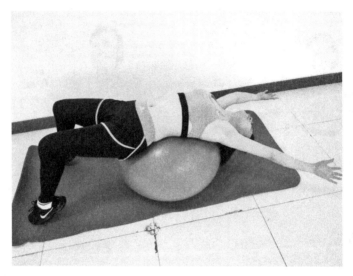

图 6.7 腹肌的动作描述。

注意：日常生活中在抬头向上看时如果感觉到头晕，不要进行此拉伸运动。如果在做此动作时感觉到虚弱或头晕，应立即停止，最好让专业人员检查是否发生椎动脉闭塞。

6.5.2 内收肌(图 6.8)

1. 起始姿势
- 躯干挺直，坐在瑞士球上，拉伸的腿侧向伸出，脚尖保持向前。
- 另一条腿应与正前方约成 45° 角，脚尖方向与膝部方向保持一致。

2. 动作描述
- 不做拉伸的一侧腿的膝关节弯曲，身体在瑞士球上慢慢移动，直至感觉到拉伸腿的肌肉被拉伸。
- 吸气，保持拉伸侧的脚全脚掌着地 5 秒。
- 身体放松，一边呼气一边加大另一侧膝关节的屈膝程度。保持这个姿势 5 秒，重复此过程 3~5 次。

3. 动作要领
- 弯曲的腿，脚尖方向与膝部方向保持一致。
- 保持躯干挺直。
- 整个过程中，保持拉伸侧的脚全脚掌着地。

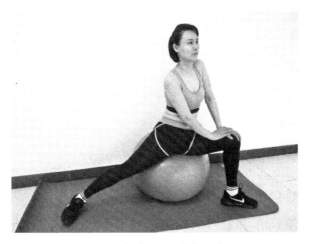

图 6.8 内收肌的动作要领。

6.5.3 **胫骨前肌**(图 6.9)

1. 起始姿势

双脚并拢站立,将要拉伸的腿抬高。

2. 动作描述

● 抬高腿,足部跖屈,同时外翻。

● 在正常呼吸的前提下,保持这个姿势 30 秒重复此动作 3~5 次,或感觉到疲劳而无法继续为止。

3. 动作要领

拉伸时保持全身状态良好。

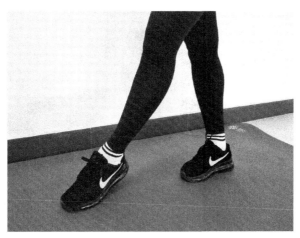

图 6.9 胫骨前肌的动作描述。

6.5.4 腓肠肌(图 6.10)

1. 起始姿势

面向墙面站立,双手支在墙上,支撑住上身。

一条腿后撤,膝部挺直,全脚掌着地,

2. 动作描述

● 身体重心向墙的方向移动,直到感觉小腿后面的腓肠肌被拉伸。

● 吸气,后脚的脚跟蹬住地面 5 秒。

● 呼气时身体放松,重心再次移向墙的方向,使拉伸腓肠肌的力度加大,直到感觉吃力、无法继续。保持这个姿势 5 秒。

● 重复以上动作 5 次,或直到感觉疲劳、无法继续。

3. 动作要领

● 后脚与墙面垂直。

● 后腿保持伸直。

● 保持脊柱呈一条直线,下颌向内收拢。

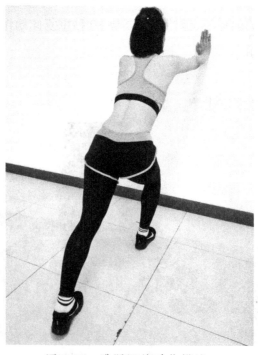

图 6.10 腓肠肌的动作描述。

6.5.5 腘绳肌——坐于瑞士球上（图 6.11）

1. 起始姿势

● 坐在瑞士球上,脊柱呈一条直线。

● 用示指与拇指捏住腰椎处一小块皮肤。

● 如果无法捏起皮肤,尝试将骨盆向前倾斜。若仍然无法捏起皮肤,可将运动贴布捆在腰椎范围。

2. 动作描述

● 捏住后背的皮肤,从髋关节向前方倾斜躯干,直至腘绳肌有牵拉感。

● 吸气,脚跟向地面用力,使腘绳肌收缩,保持该姿势 5 秒。

● 身体放松,呼气,躯干再向前方倾斜,直到感觉到吃力、无法继续。保持这个姿势 5 秒。

● 重复以上动作 3~5 次,或直到感觉疲劳而无法继续为止。

3. 动作要领

● 捏住后背皮肤不要放开。

● 保持胸膛挺直。

● 保持下颌内收。

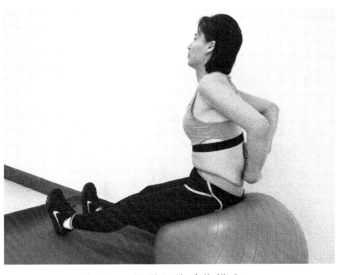

图 6.11　腘绳肌的动作描述。

6.5.6 颈伸肌(图 6.12)

1. 起始姿势

● 以标准坐姿坐好。

● 一只手抵住下颌。

2. 动作描述

● 将下颌向颈部收拢,可以用一只手向内抵住下颌,将下颌推向颈部。

● 当感觉到颅骨下方(枕骨)、后颈上方的伸肌被拉伸后,将另一只手置于头后。

● 吸气,屏住呼吸,头部用约 10% 的力量顶向置于头后的手。置于头后的手抵抗住头部的作用力,让头部保持静止。

● 保持肌肉收缩的状态约 5 秒,身体放松,然后一边呼气,一边继续收拢下颌,增加拉伸颈部的力量,直到感觉吃力、无法继续。

● 重复以上过程 3~5 次。

3. 动作要领

● 保持躯干挺直。

● 保持下颌向内收拢。

● 肌肉收缩时,头部保持静止。

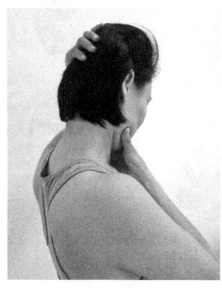

图 6.12 颈伸肌的动作描述。

6.5.7 胸小肌(图 6.13)

1. 起始姿势
- 四肢支撑在地面上,一侧肘部置于瑞士球顶面。
- 将肩膀抵在瑞士球上。

2. 动作描述
- 保持手臂平行于地面,将身体重心慢慢向地面降低。
- 当瑞士球一侧的腋下(腋窝)感觉到被拉伸时,吸气并屏住呼吸,然后用约 10% 的力量将前臂与肘部向瑞士球内推。
- 让肌肉保持收缩的状态 5 秒,放松,一边呼气,一边再将躯干降低,直到感觉吃力、无法继续。
- 重复以上动作 3~5 次。

3. 动作要领
- 保证在整个动作过程中,肩膀抵住瑞士球。
- 随着拉伸的力量增加,让肩胛骨向脊柱方向靠近。

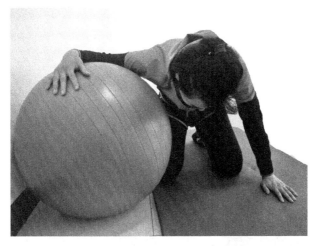

图 6.13　胸小肌的动作描述。

6.5.8 股四头肌(图 6.14)

1. 起始姿势
- 在健身垫上单膝下跪,前腿全脚掌着地,后腿胫骨抵住瑞士球。

● 保持躯干挺直。

● 如果难以保持身体平衡,可以将身体向后靠,扶住瑞士球。

2. 动作描述

● 骨盆向前转动(向下倾斜),拉伸股四头肌。

● 吸气,小腿用力压住瑞士球,保持 5 秒。

● 身体放松,然后呼气,骨盆继续向下倾斜,直至感觉到吃力、无法继续。保持这个姿势 5 秒。

● 重复以上过程 3~5 次,或直至感觉疲劳而无法继续为止。

3. 动作要领

● 保持躯干挺直,下颌向内收拢。

● 如果感觉拉伸得太紧,调整膝部移向远离瑞士球的方向,直到感觉舒适。

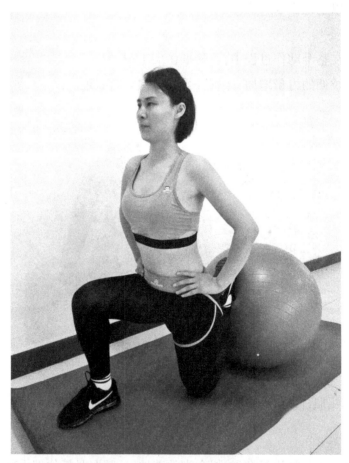

图 6.14　股四头肌的动作描述。

6.5.9　阔筋膜张肌(图 6.15)

1. 起始姿势

● 侧对墙面站立,要进行拉伸的腿交叉放置于另一条腿的后面,使其处于内收和被拉伸的状态。

● 抬起靠近墙面一侧的胳膊,用前臂抵住墙面,以支撑住身体。

2. 动作描述

● 在骨盆外侧向下运动的同时向墙的方向移动。

● 慢慢地深呼吸,以放松的姿势进入拉伸。每 2~3 次呼气就将拉伸的幅度稍稍加大,持续拉伸 30~60 秒。

3. 动作要领

● 保持骨盆两端不发生身体前后方向的移动。

● 两脚全脚掌着地,且平行于墙面。

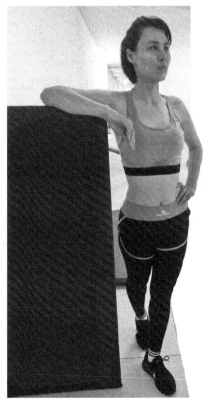

图 6.15　阔筋膜张肌的动作描述。

6.6 姿势训练

6.6.1 臀部与背部伸展（图 6.16）

1. 起始姿势

- 面部朝下趴着，双臂向外举过头顶，与身体轴线约呈 45° 角。
- 双腿努力伸直，脚尖轻轻抵住地面，膝部离开地面。
- 大拇指朝上，双手外边缘放松。

2. 动作描述

- 吸气，让肚脐贴向脊柱的方向，然后慢慢地将胸部、手臂、头部和双腿从地面上尽可能地抬高。
- 在所能达到的最高处停留 3 秒。
- 一边呼气，一边缓慢地将手臂和双腿降回地面。
- 重复以上动作 3~5 次。

3. 动作要领

- 保持头部与脊柱呈一条直线（不要伸展头部）。
- 双臂向外举过头顶，与身体轴线约呈 45° 角，大拇指朝上。

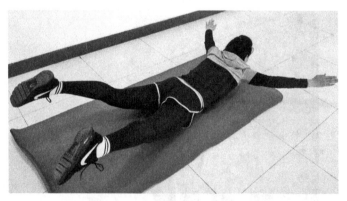

图 6.16　姿势训练的动作描述。

6.6.2 眼镜蛇式俯卧（图 6.17）

1. 起始姿势

- 面部朝下趴着，双臂放在身体两侧，掌心向下。

● 头部放松,额头支在地面上。

2. 动作描述

● 吸气,让肚脐收向脊柱的方向,然后通过慢慢地伸展上背,将胸部、手臂、头部抬高。

● 肩关节外旋,两只手的大拇指指向天花板。

● 保持颈部伸长,双眼注视地面。

● 每组训练需保持这个姿势 3 分钟,根据自身的状况决定组间休息的时间。

3. 动作要领

● 保持头部与脊柱呈一条直线(不要伸展头部)。

● 两侧肩膀尽可能地向脊柱收拢,并尽可能地远离耳朵。

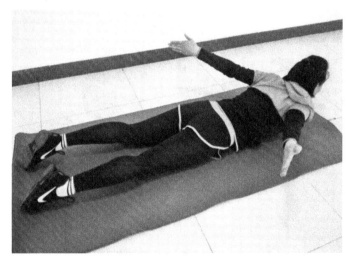

图 6.17　眼镜蛇式俯卧的动作描述。

6.7　稳定性训练

6.7.1　四点支撑吸腹(图 6.18)

1. 起始姿势

● 双手支撑着跪在地上(类似于马步的姿势)。

● 手臂支撑在肩膀正下方,大腿也在髋部的正下方。

● 可以用一根木棍置于脊柱上,帮助脊柱保持"自然中立位"。木棍中段与腰椎之间缝隙的宽度应近似于手掌的厚度。

2. 动作描述

● 吸气,让腹部向地板方向膨胀。

● 呼气时,保持脊柱稳定不动,缓慢地让肚脐收向脊柱的方向。

● 保持肌肉收缩的状态 10 秒。

● 再次吸气,重复做以上动作 10 次。

3. 动作要领

● 脊柱保持在"自然中立位"。

● 在吸气时,确保腹部膨胀,鼓向地板方向。

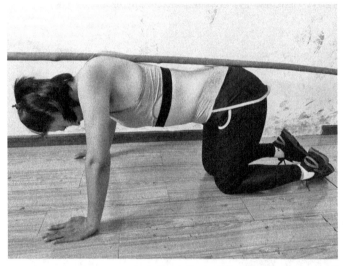

图 6.18　稳定性训练的动作描述。

6.7.2　肩袖缆绳训练(图 6.19)

1. 动作描述(内旋)

● 侧对缆绳训练设备站立,用靠近机器一侧的手拉住缆绳的把手,肘部收于体侧。

● 吸气,让肚脐贴向脊柱的方向。

● 呼气时,慢慢地将缆绳拉向身体的另一侧,并拉动尽可能远的距离。

● 完成结束姿势后,一边吸气,一边回到最初肚脐贴向脊柱的姿势。

2. 动作要领

● 保持躯干挺直,双眼直视正前方。

● 保持在训练设备一侧的肘关节呈 90° 角,且收于体侧。

3. 结束姿势(内旋)

一边呼气,一边缓慢地将缆绳拉向身体的另一侧,并拉动尽可能远的距离。

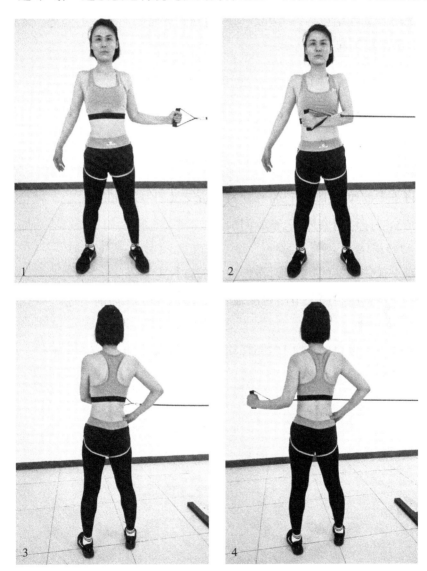

图 6.19　肩袖缆绳训练的动作描述。

　4. 起始姿势（外旋）

● 侧对缆绳训练机器站立，用远离机器一侧的手拉住缆绳，肘部收于体侧。

　5. 动作描述（外旋）

● 让肚脐缓慢地贴向脊柱的方向。

● 吸气时，慢慢地将缆绳拉向身体的另一侧，并拉动尽可能远的距离。

● 上一步动作结束后，一边吸气，一边回到肚脐贴向脊柱的姿势。然后一边呼气，一边恢复到起始姿势。

6.7.3　拉力带交叉行走（图 6.20）

　1. 起始姿势

● 双脚踩住拉力带。

● 双手各执拉力带的一端。

● 将手中的拉力带左右交换，使拉力带交叉于身体前方。

● 站立时保持站姿标准，掌心向前。

　2. 动作描述

● 双手抓住交叉的拉力带，慢慢地向前方行走。

● 每一步都应将髋关节尽可能地外展，即以 45° 角向前迈进。

　3. 动作要领

● 保持躯干挺直，不要向两侧移动，双眼始终直视正前方。

● 保持掌心向前。

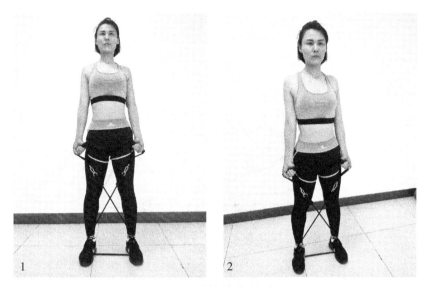

图 6.20　训练动作描述。

6.7.4　深层颈屈肌稳定性训练(图 6.21)

1. 起始姿势

● 仰卧,膝关节弯曲呈 90°角,在脖子下放置血压计或生活反馈装置。

● 为血压计打气,直至显示数字为 30mmHg(1mmHg≈0.133kpa)。

2. 动作描述

● 舌头顶住门牙后面的口腔上壁。

● 下颌向内收拢压迫血压计,直至血压计示数升高 10mmHg。

● 视要进行的体育运动对颈部稳定性要求的高低, 保持这个姿势至少 10 秒,至多 3 分钟。整套动作的时间应控制在 120~180 秒。

● 患有颈椎间盘突出者严禁进行此训练。

3. 动作要领

● 以贯穿两只耳朵(沿耳道方向)的直线为轴,头部不要向两侧移动,双眼始终直视正前方。

● 保持头部挺直,可以让另一人在旁观察,给予反馈。

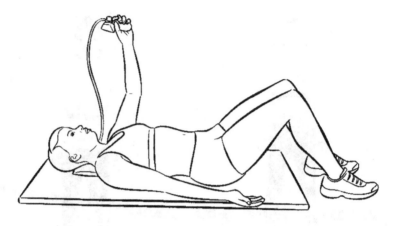

图 6.21 深层颈屈肌稳定性训练动作描述。

6.7.5 颈部瑞士球训练(图 6.22)

1. 起始姿势

●身体直立,将瑞士球放在头部侧方(侧向弯曲动作或旋转动作时)、后方(进行伸展动作时)或是抵在额头(进行屈曲动作时)。

●瑞士球应支撑在墙上、固定的框架上或是门框上。需要时,手可以扶住门框或框架来辅助动作。

2 动作描述

●舌头顶住门牙后面的口腔上壁。

●轻轻地将头部与颈部向瑞士球内侧弯曲,强度应能让自己保持该动作至少 30 秒。

●用相同的方法将头部与颈部轻轻地旋转,同样保持该动作至少 30 秒。

●轻轻地将头部与颈部向瑞士球内伸展(可以采用将身体推离门框的方式来实现此动作),保持该动作。

●轻轻地将头部与颈部向瑞士球内屈曲(可以采用将身体拉向门框 / 框架的方式来实现此动作),并保持该动作。

●每组训练将以上每个动作重复 2~6 次。

3. 动作要领

●训练时保持全身姿势标准。

●训练时,力度应较为轻缓。

● 用眼睛辅助肌肉运动,例如,屈曲时,眼睛向下看;侧向弯曲或旋转时,眼睛看向要弯曲或旋转的方向;伸展时,眼睛向上看。

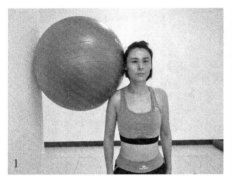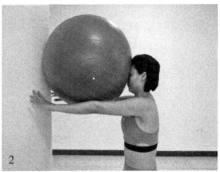

图 6.22 颈部瑞士球训练动作描述。

6.7.6 俯卧马步(图 6.23)

1. *起始姿势*

● 双手支撑着跪在地面上(类似于马步的姿势)。

● 手臂支撑在肩膀正下方,大腿也在髋部的正下方。

● 可以用一根木棍置于脊柱上,帮助脊柱保持"自然中立位"。木棍中段与腰椎之间缝隙的宽度应近似于手掌的厚度。

2. *动作描述*

● 吸气,让腹部膨胀,鼓向地面。

● 呼气时,保持脊柱稳定不动,缓慢地让肚脐贴向脊柱的方向。

● 将一侧手臂和对侧的膝部同时抬高几毫米,离开地面。在这个过程中注意让脊柱保持自然中立位,尽可能地不要让木棍发生转动,躯干与髋部也尽可能地不发生侧向的移动。

● 保持肌肉收缩的状态 5~10 秒。换另外一侧手臂与腿重复以上动作。

● 在腹部保持收缩状态的过程中自然呼吸,每一侧的动作重复 10 次。

3. *动作要领*

● 脊柱保持"自然中立位"。

● 整个动作过程中,保持腹部收缩,肚脐贴向脊柱的方向。

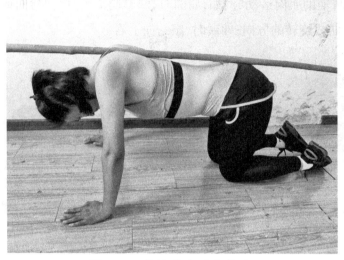

图 6.23 俯卧马步动作描述。

6.7.7 下腹训练(图 6.24)

1. 起始姿势

●仰卧,膝关节弯曲呈 90° 角,将一个血压计或生物反馈装置放置在腰背部之下。

●将血压计或生物反馈装置打起,直至示数显示为 40mmHg。

2. 动作描述

●吸气入腹,然后呼气;在呼气时,缓慢地让肚脐贴向脊柱的方向。

●保持腹部收缩,肚脐贴向脊柱方向,后背用力压住血压计。为血压计打气,直到血压计示数增加 30mmHg。

●保持血压计示数不变,抬高一条腿(训练初始阶段,从膝关节屈曲开始)直到让膝部竖直指向天花板。换另一条腿进行相同的动作。

●可以通过让腿逐渐伸直来增加训练强度。可以同时抬高双腿,也可以在双腿抬高的状态下依次放下两条腿。

3. 动作要领

●保持腹部收缩,肚脐贴向脊柱的方向。

●保持血压计示数在精确的位置。血压计示数变动代表着身体姿势不够标准。

● 理想情况下,在开始此项训练之前与训练之后第四周时,应该检查脊柱曲线的角度,防止训练将脊柱拉直。

● 该训练旨在尽可能快地加强下腹的肌肉,只有将身体肌肉训练至可以完美地进行站姿训练时,才可以进行卧姿训练。

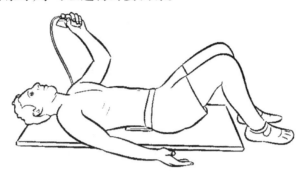

图 6.24　下腹训练动作描述。

6.7.8　平衡板站立 / 深蹲(图 6.25)

1. 起始姿势

● 躯干挺直站立在平衡板上,双眼直视前方。

● 两只脚间的距离与肩同宽,可以向外打开约 30° 角。

2. 动作描述

● 吸气,腹部收缩,缓慢地让肚脐贴向脊柱的方向。

● 训练刚开始的阶段,只需在平衡板上站立,并保持平衡。

● 若很容易就可以保持住平衡,可以在腰椎不弯曲(屈曲)的前提下,在平衡板上尽可能地深蹲,就像坐在一把椅子上。

● 蹲下后,脚后跟向平衡板用力,慢慢站起。

● 在站起过程中,也是训练最困难的动作中,呼气。

3. 动作要领

● 保持躯干挺直,双眼直视前方。

● 保持每条腿上膝部方向与脚尖方向一致。

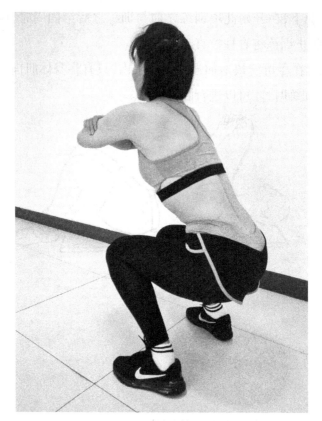

图 6.25 平衡板深蹲动作描述。

6.7.9 瑞士球上仰侧卧转（图 6.26）

1. 起始姿势
● 仰卧在瑞士球上，头部、颈部和肩膀与球面接触，两只脚均全脚掌着地。
● 舌头顶住门牙后面的口腔上壁。
● 手臂向两侧打开，掌心向上，双手握住一根木棍横于胸口。

2. 动作描述
● 吸气，腹部收缩，缓慢地让肚脐贴向脊柱的方向。
● 仰卧在瑞士球上，将身体向一侧转动至恰好可以保持平衡与姿势标准的程度。保持该姿势 1~3 秒。换另一侧重复该动作。

3. 动作要领
● 保持头部与躯干挺直（无侧向弯曲），肩膀与髋部平行于地面，保持脊柱处于自然中立位。

● 保持小腿垂直于地面,髋部与肩膀处于同一高度;保持下背挺直,不要弯曲。

● 不要让膝部向脚踝前方移动。

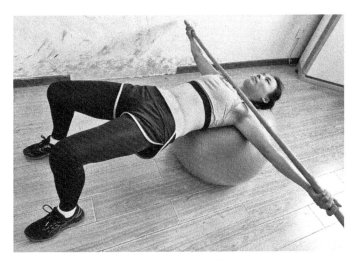

图 6.26 瑞士球上仰侧卧转动作描述。

6.7.10 脚趾触地训练(图 6.27)

1. 起始姿势

● 直立,将木棍横在背上,抬起一条腿。

2. 动作描述

● 吸气,腹部收缩,让肚脐贴向脊柱的方向。

● 支撑在地面的脚全脚掌着地,该侧膝部弯曲,将另一只脚向前伸出,探向尽可能远的距离。

● 保持重心完全落在支撑在地面上的脚上,让移动的脚在所能达到的最远处轻拍地面。

● 将脚伸出的方向变为前方 45° 角、侧向、后方 45° 角和向后。重复以上动作。

● 换另一侧重复该动作。

3. 动作要领

● 保证支撑腿的脚尖方向与膝部方向一致。

● 确保支撑腿的臀部不要偏离人体正中线。

● 保持躯干挺直,不要向两侧弯曲。

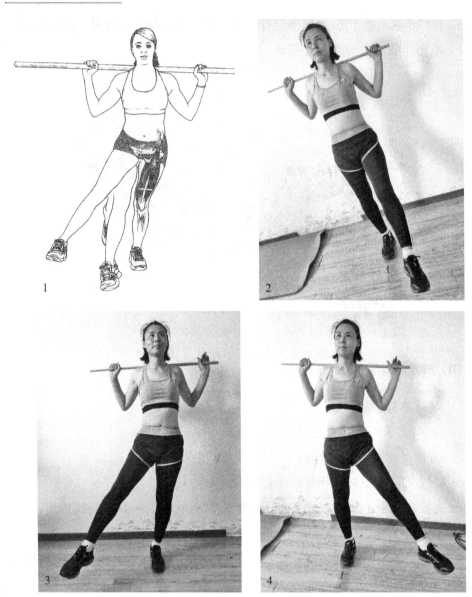

图 6.27　脚趾触地训练动作描述。

6.8　力量训练

6.8.1　硬拉(图 6.28)

1. 起始姿势

● 站在扛铃前方,向前俯身,两脚之间的距离与肩同宽。

● 紧握杠铃,保持脊柱呈一条直线。

2. 动作描述

● 吸气,腹部收缩,让肚脐贴向脊柱的方向。

● 用力提起杠铃,提起的过程中注意用缩唇呼吸。同时注意,在将扛铃提过膝关节之前,躯干的角度保持不变。

● 杠铃被提升经过膝关节后,髋部向前移动,使身体逐渐挺直。整个过程中,保持手臂伸直。

● 在杠铃达到最高处的时候吸气,同时保持腹部收缩,肚脐贴向脊柱。然后慢慢放下杠铃,髋部逐渐弯曲,使杠铃贴近身体,直至杠铃经过膝关节到达地面。

● 在提起或放下杠铃过程中最费力的时候呼气。

3. 动作要领

● 保证腰椎不弯曲。可以用运动贴布缠在腰椎附近。这样,一旦脊椎发生弯曲就能够感觉到。

● 脊柱保持在自然中立位,两侧肩胛骨稍稍向内收拢。

● 保持视线与水平面平行。

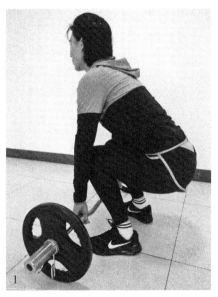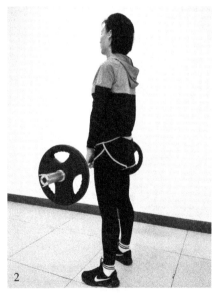

图 6.28　硬拉动作描述。

6.8.2 弓步(单腿前蹲)(图 6.29)

1. 起始姿势

● 双手各执一个哑铃,躯干挺直,两脚之间的距离与肩膀同宽。

● 一条腿向前迈出一大步。

2. 动作描述

● 吸气,腹部收缩,让肚脐贴向脊柱的方向。

● 一只脚向前跨出一大步,有控制地将身体重心向地面方向降低。

● 允许膝关节弯曲,动作结束时,另一条腿的膝部应稍稍离开地面。

● 重心较多地放在身体前面。

● 弓步时,身体达到最低处,然后用力蹬地,使身体恢复起始姿势的直立状态。在身体重心升高感到最困难的时候,注意用缩唇呼气。

3. 动作要领

● 保持躯干挺直,两侧肩胛骨稍稍向一起收拢,保持头部挺直,视线水平向前。

● 在身体下降和抬高过程中,保持前腿膝关节方向与脚尖方向一致。不要让踝关节和膝关节向人体正中线移动。

● 保持身体的重心落在前脚脚心与脚后跟之间。

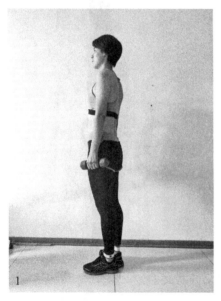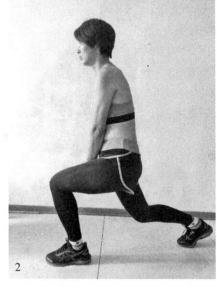

图 6.29 弓步(单腿前蹲)动作描述。

6.8.3 实心球肩外旋(图 6.30)

1. 起始姿势

● 背对训练用的挡板站立,手中握住一颗实心球。

● 将头转向肩膀,眼睛看着挡板,肩关节与肘关节皆呈 90° 角。

2. 动作描述

● 依靠肩关节旋转、轻弹手腕,将实心球朝后方扔向身后的挡板。

● 随着康复的程度增加、肌肉力量增强,可以抓住弹回的实心球,然后立即再次向后方抛出。

3. 动作要领

● 保持躯干挺直。

● 肘关节保持固定,肩关节外展呈 90° 角。

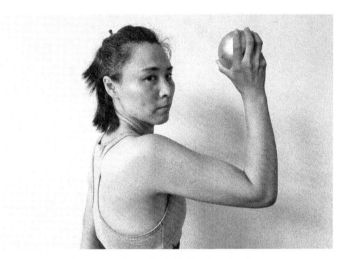

图 6.30 实心球肩外旋动作描述。

6.8.4 实心球肩内旋(图 6.31)

1. 起始姿势

● 面对训练用的挡板站立,手中握住一颗实心球。

● 眼睛向前看着挡板,肩关节与肘关节皆呈 90° 角。

2. 动作要领

● 保持躯干与头部挺直。

● 肘关节保持固定,肩关节外展呈 90° 角。

3. 动作描述

● 依靠肩关节旋转、轻弹手腕,将实心球朝前方扔向挡板。

● 随着康复的程度增加、肌肉力量增强,可以抓住弹回的实心球,然后立即再次向前方抛出。

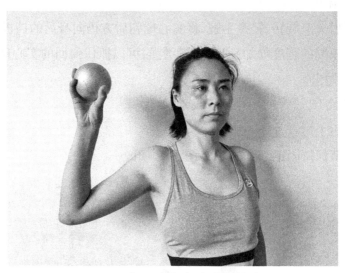

图 6.31 实心球肩内旋动作描述。

6.8.5 罗马尼亚式硬拉(直腿硬拉)(图 6.32)

1. 起始姿势

● 身体直立,眼睛直视前方。

● 双臂伸直,握住杠铃(也可以用哑铃)

2. 动作描述

● 吸气,腹部收缩,让肚脐贴向脊柱的方向。

● 膝关节微弯,脊柱保持自然中立位。髋关节向前弯曲,直到感觉腘绳肌被拉伸。

● 在硬拉的最低处,双脚用力蹬地,依靠髋关节伸展的力量让身体挺直,恢复起始姿势。

● 在提起杠铃感觉最费力的时候呼气。

3. 动作要领

●保证腰椎不弯曲,如果需要,可以用运动贴布缠在腰椎附近。这样,贴布会拉紧皮肤,一旦脊柱发生弯曲就能够感觉到。

●保持躯干挺直,两侧肩胛骨稍稍向内收拢。

●保持两腿膝关节微弯,注意放下杠铃的过程中也要保持弯曲。

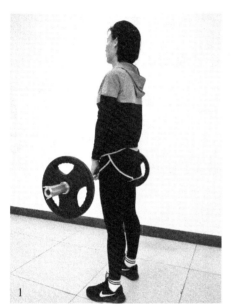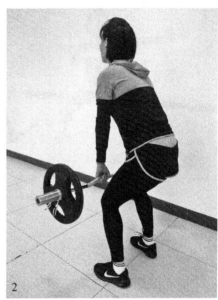

图 6.32 罗马尼亚式硬拉(直腿硬拉)动作描述。

6.8.6 单臂推绳(图 6.33)

1. 起始姿势

●侧弓步,背对缆绳训练机器。

●用前腿对侧的手握住缆绳的把手(为安全起见,在握住缆绳把手后再做出侧弓步动作)。

2. 动作描述

●吸气,腹部收缩,让肚脐贴向脊柱的方向。

●后面的腿用力蹬地,将身体推向远离缆绳训练设备的方向。躯干旋转至完全背对设备,做出拳的动作,将缆绳推向前方。

●在推出缆绳的过程中,感觉最费力的时候,注意用缩唇呼气。

● 保持腹部收缩,肚脐贴向脊柱方向,吸气的同时让身体恢复起始姿势。

3. 动作要领

● 保持躯干挺直,眼睛直视前方。

● 保持前臂与缆绳平行、手腕伸直。

● 身体重心向前移动,躯干旋转,用手臂将缆绳以均匀的速度推向前方。

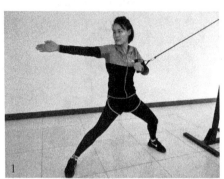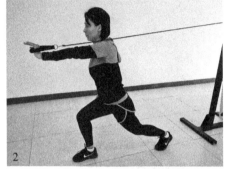

图 6.33　单臂推绳动作描述。

6.8.7　单臂哑铃耸肩(图 6.34)

1. 起始姿势

身体以标准站姿站立,两脚分开,两脚之间的距离与肩同宽,一只手握住一个哑铃。

2. 动作描述

● 吸气,腹部收缩,让肚脐慢慢地贴向脊柱的方向。

● 一只手臂提着哑铃,将该侧肩膀上提。

● 将肩膀抬高至难以继续时,注意用缩唇呼气。

3. 动作要领

● 保持躯干挺直,肩膀不要向前弯曲。

● 头部保持静止,不要侧向弯曲和向前伸出。

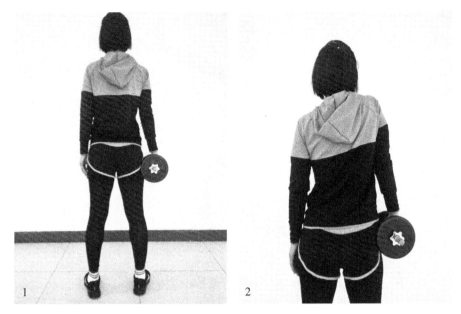

图 6.34 单臂哑铃耸肩动作描述。

6.8.8 单臂拉绳(图 6.35)

1. 起始姿势
- 弓步面对缆绳训练机器。
- 用前腿对侧的手握住缆绳的把手。

2. 动作描述
- 吸气的同时腹部收缩,让肚脐贴向脊柱的方向。
- 前脚跟向后用力,将身体推向远离缆绳训练设备的方向。
- 躯干旋转至拉住绳子的手臂一侧,做拉弓的动作,将缆绳拉向身体。
- 一侧手臂拉住缆绳的过程中,对侧手臂向前伸出,让身体反向旋转。
- 在拉缆绳的过程中,感觉最费力的时候,注意用缩唇呼气。
- 保持腹部收缩,肚脐贴向脊柱方向,一边吸气,一边让身体恢复起始姿势。

3. 动作要领
- 保持躯干挺直,眼睛直视前方。
- 保持前臂与缆绳平行、手腕伸直。
- 身体重心向前移动,躯干旋转,用手臂将缆绳以均匀的速度拉向身体。

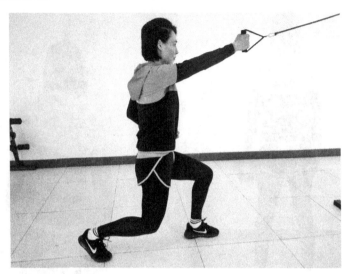

图 6.35 单臂拉绳动作描述。

6.8.9 瑞士球上仰卧伸髋(图 6.36)

1. 起始姿势

● 在瑞士球上仰卧,将头部、颈部和肩膀搭在瑞士球上。两只脚全脚掌着地。在大腿靠下的部位,用弹力带将两腿绑在一起。

● 舌头顶在门牙之后的口腔上壁。

2. 动作描述

● 吸气,腹部收缩,让肚脐慢慢贴向脊柱的方向。

● 一边呼气,一边将髋关节向地面方向降低。

● 髋关节降低至接近地面,这个过程允许瑞士球有轻微的移动。

● 吸气的同时,足跟用力蹬地,缓慢地抬高髋关节,回到起始姿势。

3. 动作要领

● 保持小腿与地面垂直。

● 用臀部的力量将髋关节抬高。

● 训练过程中不要让膝关节向身体移动。

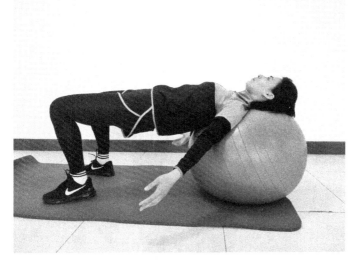

图 6.36　瑞士球上仰卧伸髋动作描述。

6.8.10　水中漫步（图 6.37）

1. 起始姿势

● 在游泳池中直立，水位应达到腰部或高于腰部。

2. 动作描述

● 在没有疼痛感的前提下，在水中以适宜的步速行走。

● 只要没有疼痛感出现，就可以逐渐提高行走或慢跑的速度。

● 此训练也可以向前、后及侧向等不同的方向进行。

3. 动作要领

● 训练过程中，让身体尽量保持平时行走或慢跑的正常姿势。

● 保持良好的体态和关节形态，特别要注意让膝部的方向与脚尖方向一致。

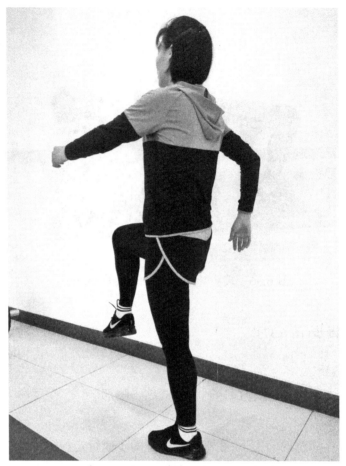

图 6.37 水中漫步动作描述。

6.8.11 伐木动作(图 6.38)

1. 动作描述

● 背对缆绳训练设备站立,靠近缆绳设备的腿弯曲,做出侧弓步动作。弯曲的腿承担约 70% 的身体重量。

● 用远离缆绳训练设备一侧的手抓住缆绳的把手,并放在另一侧手的手背上。

● 吸气,腹部收缩,让肚脐慢慢地贴向脊柱的方向。

● 靠近缆绳训练设备的脚用力,让身体重心远离设备,躯干向设备的反方向旋转,做出类似于伐木的动作向下拉缆绳。

2. 动作要领

● 保持躯干挺直,双眼直视前方。

● 保持肘关节稍稍弯曲。

·沿身体侧向转移身体重心,躯干旋转,以均匀的速度拉动缆绳。

3. 结束姿势

·在扭转身体拉动缆绳的过程中感觉最费力的时候,注意用缩唇呼气。

·在恢复起始姿势的过程中,吸气,保持腹部收缩,肚脐贴向脊柱的方向。

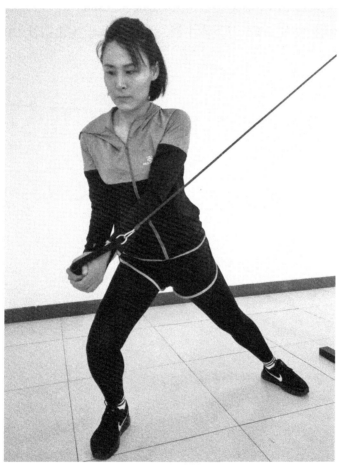

图 6.38　伐木动作描述。

参考文献

[1] 黄涛. 运动损伤的治疗与康复. 北京:北京体育大学出版社,2010.

[2] 荣湘江. 体育康复学. 北京:人民体育出版社,2008.

[3] 纪树荣. 运动疗法技术学. 北京:华夏出版社,2011.

[4] 马金,陈庆亮,黄先平. 运动治疗技术. 武汉:华中科技大学出版社,2013.

[5] 亓建洪. 运动创伤学. 北京:人民军医出版社,2008.

[6] 巴哈. 运动损伤的预防. 王正珍主译. 北京:人民卫生出版社,2011.